東京医科歯科大学
名誉教授
宮坂 信之
Nobuyuki Miyasaka

薬はリスク？

薬を正しく知るために

法研

はじめに

私がこの本を企画したのは、臨床現場での診療において、薬の有効性と安全性はコインの表と裏のような関係にあることを改めて感じたからです。

薬（くすり）は反対から読めばリスクです。しかし、薬をリスクにするのもしないのも、患者さんが正しい知識をもっているか否かが重要です。世の中には、薬は必ず効くものという「薬信仰」がある一方で、薬は害であるという極端な考え方もありますが、私はどちらも正しくないと思います。

私は大学を定年退官する頃から、医薬品医療機器総合機構（ＰＭＤＡ）の専門委員として健康被害救済の仕事に携わってきました。これまでに多くの臨床経験を積んだつもりでしたが、私ですら知らない重大な副作用があることもそこで学びました。

そんなことから、薬についてもう一度、自分の知識を整理し、改めて学んだことも含めて書いてみたのが本書『薬はリスク？』です。

第1章では「薬の歴史」を改めてひもといてみました。第2章「薬は本当に効くのか」では、薬の効くメカニズムを紹介しています。第3章は「薬の副作用」の種類、メカニズムなどをわかりやすく解説しました。第4章「薬の副作用を疑ったら」では、患者さんが知っておきたい副作用への対処方法をまとめています。第5章の「薬の飲み方・使い方」は、患者さんの視点で書いたつもりです。

第6章では、これだけは知らなくてはいけない「薬の相互作用（飲み合わせ）」について説明をしました。第7章「新薬はこうして生まれる」では新薬ができるまでの道のりと問題点などについて解説しています。第8章では、最近の薬にまつわるトピックスについて紹介をしています。第9章では、皆さんが気になる薬の値段についてわかりやすく説明しました。第10章では、今話題のジェネリック医薬品やバイオシミラーについて解説しています。最後の第11章では、薬の副作用（薬害）の歴史と救済システムを説明しています。

ただし、内容がむずかしいと思う方は、最初から読む必要はありません。ご自分の興味がある章から読んでいただいて構いません。

今回の執筆では、秘書の藤明理恵さんにはいろいろな仕事を手伝っていただきました。また、法研出版事業課の横田昌弘氏、社外編集者の村瀬次夫氏にはいろいろなアドバイスをいただきました。これらの方々に改めて深謝致します。

この本を読むことで、薬に対する一般の方や患者さんの理解が深まれば幸いです。

平成29年春

著者

目次

目次

目次

装丁／（株）ヴァイス
編集協力／村瀬次夫
本文デザイン／（株）アイク

第1章

薬の歴史

1 薬はいつから使われているのか

古代は、植物を薬として利用していました。紀元前4000年頃に栄えたメソポタミア文明では、粘土板に植物が薬として使われていたことが書かれています。

薬の由来

薬という字は、「くさかんむり」に「楽」という字を組み合わせてできています。「くさかんむり」とは、植物のことです。「楽」というのは、「細かく切る、刻む」という意味があるようです。すなわち、古代には、植物を切ったり、刻んだりしたものを、さらに煎じたりして薬として使っていたのです。これが薬の語源とされています。

ただし、薬という言葉の由来には別の説もあります。国語辞典の『大言海』によれば、薬は「草煎り（くさいり）」に由来するそうです。「くさいり」がなまって「くすり」になったという説です。

生薬のバイブルは中国から

東洋には『神農本草経《しんのうほんぞうきょう》』という有名な本があります。生薬《しょうやく》のバイブルとも言うべき本で、できたのは西暦100年頃とされています。神農とは、伝説上の古代中国第二代の帝王の名前です。彼は、草をなめて薬（あるいは毒薬）になるかならないかを確認したとのことですが、後漢から三国時代の頃（20～280年）にできたのが『神農本草経』です。

この書物では、三百数十種類の生薬（後述）を上品《じょうぼん》・中品《ちゅうぼん》・下品《げぼん》と3種類に分けています。上品とは無毒で長期連用が可能な養命薬、中品とは毒にもなりうる養生薬、下品とは毒が強く、長期連用が不可能な治病薬とされています。今の眼で見ても、うなずける分類法です。

因幡の白兎

『古事記』（8世紀初め）にも薬の話が出てきます。大国主命《おおくにぬしのみこと》と因幡《いなば》の白兎《しろうさぎ》の話は知っていますよね。ワニ（サメとも、正確には不明）をだまして海を渡ろうとした白兎は、罰として皮をはがされてしまい、塩水に漬けられたために痛くて困っていました。でも、大国主命が「体を洗ってから、蒲《がま》の花粉を体にまぶすとよい」と教えてくれました。蒲の花粉には、止血・鎮痛作用があったことを知っていたようです。

華岡青洲とチョウセンアサガオ

江戸時代の外科医、華岡青洲《はなおかせいしゅう》（1760～1835年）が1800年代初頭に麻酔薬として開発した「通仙散《つうせんさん》」は、チョウセンアサガオから抽出して作ったものです。チョウセンアサガオには、スコポラミンなどのアルカロイドと呼ばれる物質が含まれており、これを麻酔薬として使いました。この薬の人体実験を希望して受けた青洲の母は中毒死、妻は失明という悲劇を起こしますが、世界初の全身麻酔による乳がん手術に成功しました。

ちなみに、「立てばシャクヤク、座ればボタン、歩く姿はユリの花」とは、美人をたとえた我が国特有の言い回しです。これらの花は、いずれも婦人病の治療薬として用いられてきました。シャクヤクは冷え性、ボタンは月経不順、ユリは乳腺炎などに使われたようです。

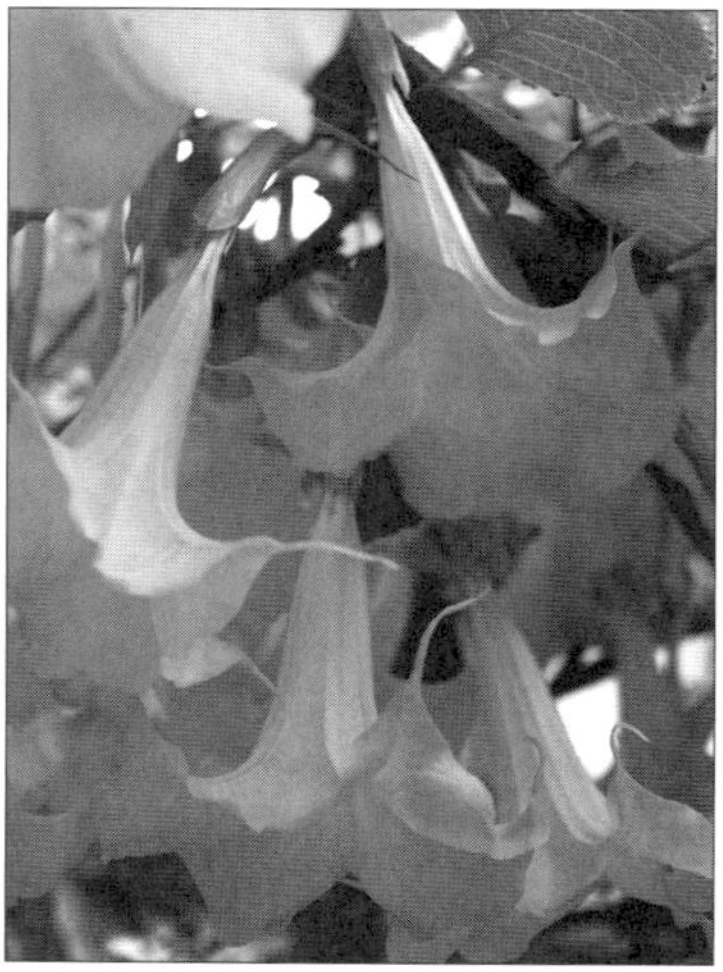

チョウセンアサガオ

2 植物から得られた代表的な薬

ここでは、植物から得られた薬の代表例を２つ挙げておきましょう。

キナの木

第一は、マラリアの特効薬として用いられた「キナの木」の樹皮です。マラリアは、ハマダラカが媒介する感染症です。ハマダラカの唾液腺に潜むマラリア原虫が人間の肝臓や赤血球に感染をすると、やがて発熱、黄疸などの症状を呈して重症となり、時には死に至ります。２０１５年12月、ＷＨＯ（世界保健機関）の統計によると、マラリア患者は年間2億１４００万人、そのうち43万８０００万人が亡くなっている今でも怖い感染症です。

古代には、ギリシア（マケドニア）のアレキサンダー大王（紀元前３５６～３２３年）もこの病気で亡くなったようですし、古代ローマでもマラリアは流行し、ローマ教皇も何人もマラリアが原因で逝去しています。この時代、ローマは沼地が多く、蚊が生息するには絶好の地でした。このため、政治家キケロ（紀元前１０６～43年）は、ローマを「悪疫の都」と呼んだほどです。

一方、ペルーの原住民は、高地に生えている「キナの木」の樹皮を粉末状にしてマラリアの薬として使っていました。生きながらえるための「生活の知恵」だったのでしょう。これに目をつけたのが、キリスト教の布教に派遣されていた宣教師です。この薬は、ヨーロッパには宣教師の手で17世紀半ばに輸入されましたが、マラリアに対する劇的な予防効果を示しました。

この「キナの木」に含まれる有効成分がキニーネで、19世紀半ばには化学的に合成することに成功しています。20世紀半ばになって化学構造が同定され、これをもとにクロロキンなどの抗マラリア薬の合成ができるようになりました。

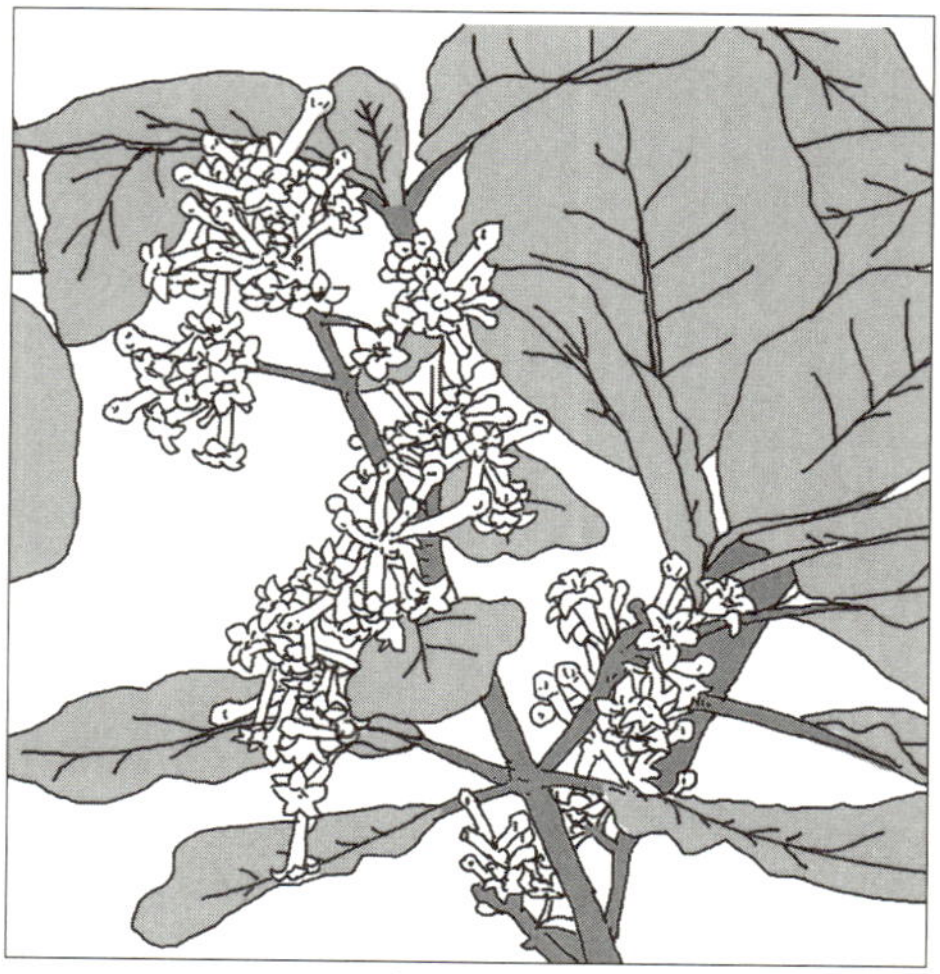

キナの木

アヘン

二番目はアヘン（阿片）です。アヘンはケシの実の果実（ケシ坊主と言います）に傷をつけて得られる乳液を乾燥させて粉末にしたものです。主成分はモルヒネです。アヘンは紀元前1500年には鎮痛剤として使われていた、という記録がパピルス（古代エジプトで使われていた紙）に残されています。古代ギリシアでは睡眠薬としても使われていたという記録があります。

16世紀には、錬金術師で医師でもあったスイスのパラケルスス（1493〜1541年）が万病に効く万能薬として使っていたとのことですが、ちょっと怪しげですね。やがて、アヘンは耽溺《たんでき》性、依存性からアヘン戦争（1840〜1842年）を起こすに至ります。この戦争は、イギリスが清（中国）にアヘンを組織的に密輸したことが原因で起こったもので、イギリスの勝利に終わりました。

ちなみに、モルヒネから精製されたのがヘロインで、今でも麻薬として使われているのはご存知の通りです。

このほか、咳や下痢に使うコデインはケシ、痛風治療薬のコルヒチンはイヌサフラン、瞳孔を拡げるアトロピンはハシリドコロ、強心薬のジギタリスはジギタリス（キツネノテブクロ）からそれぞれ作られ、近代医学に多大の貢献をしています。このように、植物は薬の宝庫なのです。

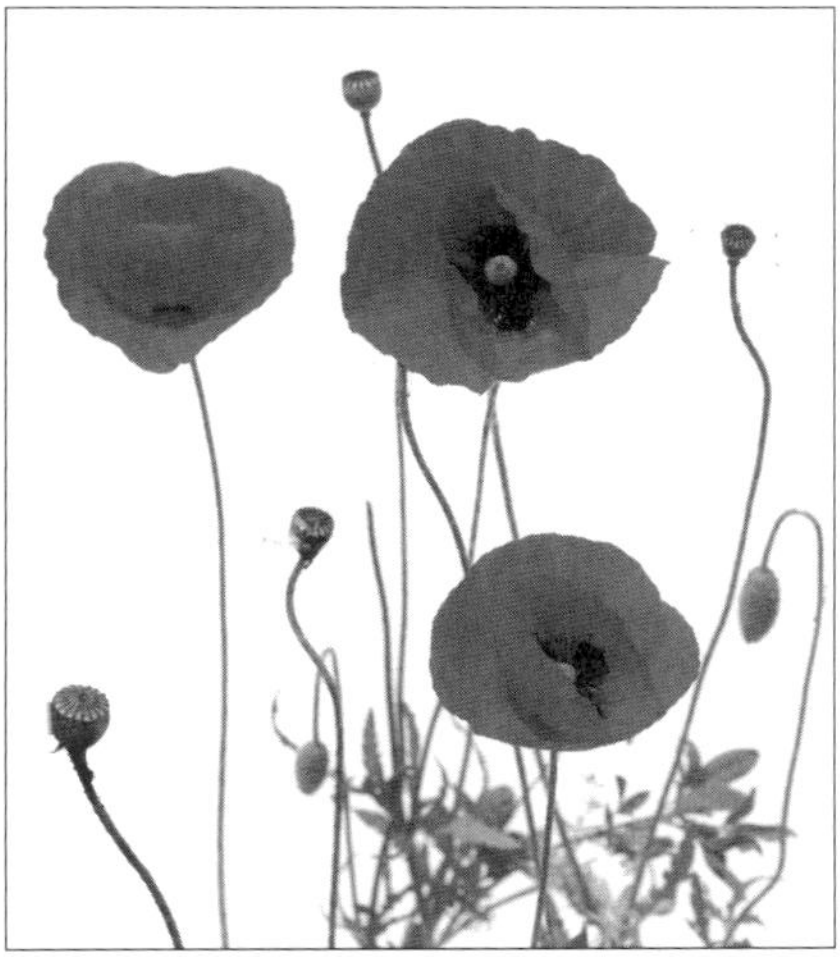

ケシ

3 植物のほか、どのようなものが薬とされてきたのか

水銀

古代には、動物由来の物質や鉱物も薬として使われました。特に鉱物はよく使われ、『西遊記』(中国の明の時代に成立した小説)の中に不老不死の薬として出てくる「金丹《きんたん》」もその仲間です。「金丹」には水銀が含まれていますが、唐(中国)の皇帝は不老不死を願って「金丹」を愛用しすぎたためか、何人もが若くして死亡しています。不老不死の薬が実は毒薬だったとは……。笑い話のような本当の話です。

水銀は、疥癬《かいせん》という皮膚病の塗り薬としても使われていました。また、16世紀以降、水銀は梅毒の唯一の治療薬として用いられました。塗り薬として塗ったり、蒸気として吸入したりしましたが、水銀が体に蓄積して、中毒を起こすことも少なくありませんでした。このため、シューベルト(オーストリア、1797~1828年)やシューマン(ドイツ、1810~1856年)などの有名な音楽家が、梅毒の治療による水銀中毒で死んだのではないかという説もあります。没後に初演されたシューベルトの交響曲7番は「未完成」という名前でも知られていますが、水銀が未完成の原因だとしたら……。

ヒ素

古代ギリシアの医師ヒポクラテス（紀元前460〜370年頃）は、ヒ素を皮膚の病気の治療に使ったそうです。古代中国では、強壮剤や不老長寿の薬として用いられていたと言います。中国で出版された『本草綱目』（1596年）では、雄黄《ゆうおう》、雌黄《しおう》などとして強壮剤や消炎剤として使っていたという記録があります。

ヒ素を含んだ薬として有名なのは、秦佐八郎《はた》（1873〜1938年）が梅毒の薬として開発したサルバルサンです。また、20世紀に入って中国では急性前骨髄性白血病の治療に亜ヒ酸が有効であることを発見し、我が国でも2004年に亜ヒ酸製剤（商品名：トリセノックス）が医薬品として承認されています。

もちろん、ヒ素は毒薬としても有名で、古代ギリシア時代から暗殺の手段としても使われています。平成10年に和歌山で起こった毒物カレー事件では、亜ヒ酸が殺人に使われました。

生薬と漢方薬

「漢方薬」は、自然界に存在する「生薬《しょうやく》」を組み合わせてできています。「生薬」とは、天然に存在する薬効をもつ産物から有効成分を抽出することなく、そのまま用いる薬のことです。

たとえば、かぜのときなどに使われる葛根湯《かっこんとう》は、葛《くず》の根に加えて麻黄《まおう》、桂枝《けいし》、甘草《かんぞう》などが含まれています。慢性肝炎などの治療に使われる小柴胡湯《しょうさいことう》は、柴胡《さいこ》、半夏《はんげ》、黄芩《おうごん》、大棗《たいそう》、人参《にんじん》などが入っています。ちなみに、現在の漢方薬は、生薬を煎じた液体を乾燥させて顆粒状にしたエキス製剤が主流です。

漢方医学は中国から伝来したものですが、日本で独自の発展を遂げた医学です。オランダから伝来した医学を「蘭方」と呼んだのに対して、従来の日本の医学は中国に由来したことから「漢方」と呼んだようです。これに対して、中国の医学は「中医学」と呼びます。

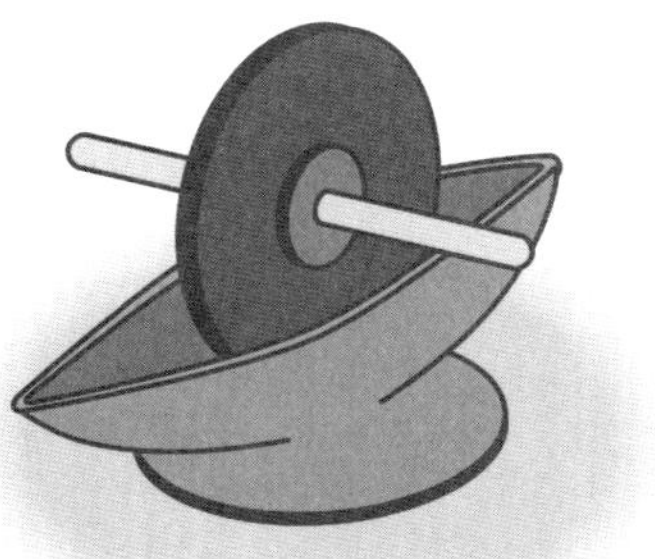

４　現代的な薬の誕生

現代的な薬の誕生には、１８００年代以降の有機化学と微生物学の進歩が欠かせませんでした。薬の多くは有機化合物であり、薬の精製にも有機化学の知識が必要でした。ちなみに、鎮痛薬や麻薬として使われるモルヒネの精製は１８０５年、マラリアの治療薬だったキニーネの精製は１８２０年です。

また、有機化学は、薬の化学構造の解明に役立ちました。これは薬の大量生産には必要不可欠のことでした。古代ではセイヨウシロヤナギの樹皮を鎮痛薬に使っていましたが、１８３０年にサリシンがその主成分であることがわかり、１８９９年にドイツのバイエル社によってアスピリンとして大量生産されました。以来、世界中で消炎鎮痛薬として使われるようになったのです。

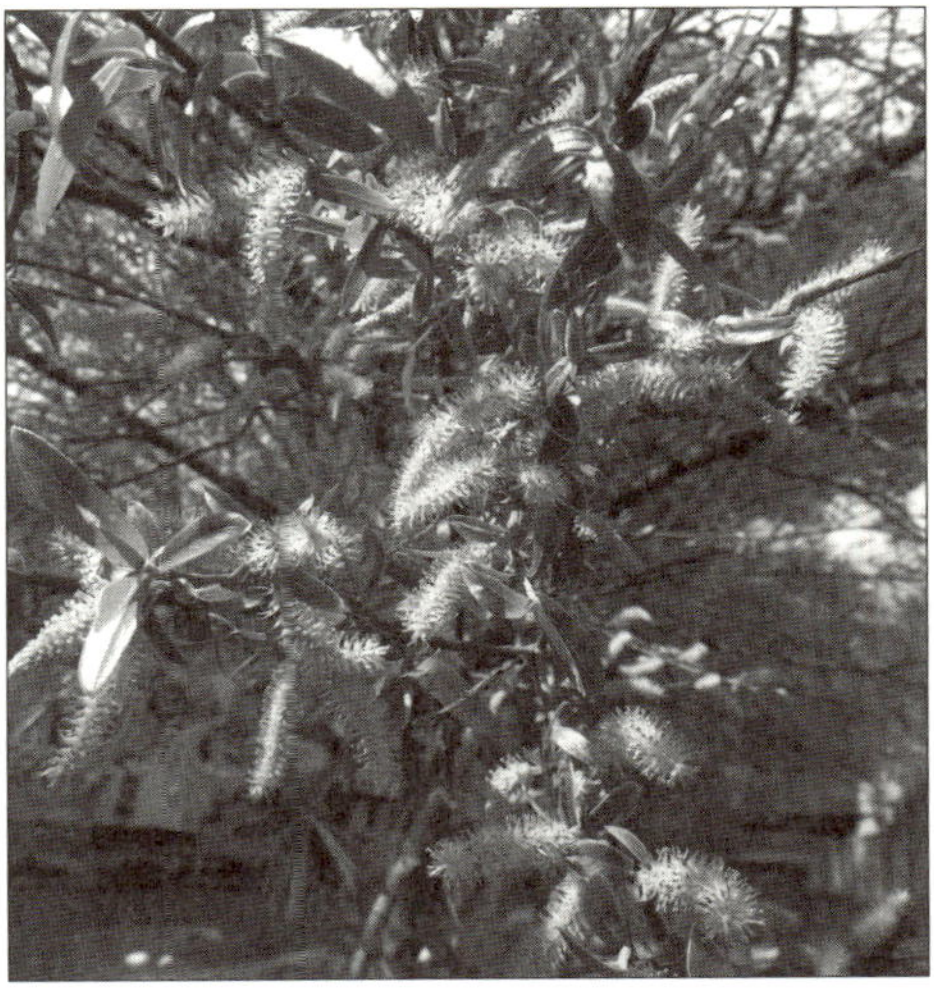

セイヨウシロヤナギ

微生物学の急速な進展は、フランスのルイ・パスツール（１８２２〜１８９５年）とドイツのローベルト・コッホ（１８４３〜１９１０年）によるところが大です。パスツールは、感染症の病原体が微生物であることを初めて報告しました。その後、結核菌やコレラ菌を発見したのはコッホです。その後、多数の病原体の発見により、初めて感染症の治療薬の創出が可能となりました。ペニシリンについては後で述べることとして、ここではサルファ剤の話をしましょう。

サルファ剤

ドイツのゲルハルト・ドーマク（１８９５〜１９６４年）は、長年の研究の結果、１９３５年、染料の中から抗菌活性のある物質を見つけました。スルホンアミド基（スルホン酸の水酸基をアミンで置換した化合物）を有しており、これがサルファ剤でした。ドーマクの娘が皮膚の連鎖球菌感染症を起こして重症となったときに、このサルファ剤で救命できたことで、この薬の有効性が実証されました。

イギリスの首相ウィンストン・チャーチル（１８７４〜１９６５年）が肺炎で倒れた際にも、サルファ剤は劇的な治療効果を上げました。これらの功績からドーマクは１９４７年にノーベル医学・生理学賞を受賞しました。ちなみに、ドーマクは抗結核薬として知られるイソニコチン酸ヒドラジドも発見しています。

これらの創薬研究を加速したのは、何と戦争だったのです。たとえば、フランスのナポレオン（１７６９〜１８２１年）のロシア遠征（１８１２年）が失敗に終わったのは、寒さと飢餓に加えて、軍隊で伝染病が流行したためとされています。１８５０年代にはクリミア戦争で約１万人の戦死者が出ましたが、その大半は伝染病と創傷感染症によるものでした。戦争に勝利するためには、戦力を増強することもさることながら、感染症の治療薬を見つけることが必要不可欠だったのです。

このために、巨額の国家予算が投下されました。ドーマクがサルファ剤を見つけるきっかけになったのは、彼が第二次世界大戦での対ソ連のウクライナ戦線で衛生兵を務めていた際に、兵士がガス壊疽《えそ》（クロストリジウム菌による感染症）で悲惨な死を遂げるのを経験したことによります。戦争映画で、負傷した兵隊に白い粉をふりかけているのは、このサルファ剤です。戦争が薬の開発を後押ししたのは、第一次世界大戦も第二次世界大戦も同様でした。戦争のたびに医学や薬学が進歩したというのは、何と皮肉な現実でしょうか……。

5 時代を創った薬たち

「セレンディピティ」とは、素晴らしい偶然に出会ったり、予想外のものを発見することを指す言葉です。ここでは、創薬におけるセレンディピティの例として3つの例を挙げることにします。

ペニシリン

イギリスの細菌学者アレキサンダー・フレミング（1881～1955年）は、ブドウ球菌を培養している塊《かたまり》（コロニー）をなしているシャーレの中に、コロニーがない部分があることに気がつきました。そこにはアオカビが生えており、抗菌物質を作っていたのです。

1929年にフレミングは、この抗菌物質をペニシリンと命名しました。もしもアオカビが外部から混入しなければ、そして生えたアオカビの周囲にブドウ球菌のコロニーがないことに気づかなければ、この発見はなかったのです。

しかし、これが抗生物質として臨床応用されるにはそれから10年を要しました。イギリスのハワード・フローリー（1898～1968年）とエルンスト・チェイン（1906～1979年）がペニシリンの精製に成功し、1945年にフレミング、フローリー、チェインの3名がノーベル医学・生理学賞に輝きました。ペニシリンは第二次世界大戦で文字通り「魔法の弾丸」（28頁参照）として著効を示し、米英の勝利に貢献することによって世界の歴史を変えたと言っても過言ではありません。

ステロイド

第二次世界大戦中、ドイツでは「兵隊の戦闘能力を高める」薬探しが進められていました。まさに、今でいうドーピングです。その結果、動物実験で副腎皮質の抽出物にマウスの身体能力を高める物質があることが明らかにされました。それ以来、ドイツとアメリカがその物質の分離・精製にしのぎを削り、アメリカのエドワード・ケンドール（1886～1972年）が1935年に副腎皮質ホルモン（ステロイド）の抽出に成功、スイス、バーゼル大学のタデウス・ライヒシュタインがコルチゾンの合成に成功しました。

これらの成果をもとにして、アメリカのメルク研究所がコルチゾンの大量生産に成功しましたが、幸いにしてステロイドは戦争に応用されないまま終戦を迎えました。このステロイドを1948年に関節リウマチの治療に応用したのが、ケンドールと同じ大学で働いていたフィリップ・ヘンチ（1896～1965年）です。果たしてその効果は劇的でした。難病とされていた関節リウマチに対する「夢の薬」が発見されたと思ったのです（実はそうではなかったのですが……）。

その結果、1950年にはヘンチ、ケンドール、ライヒシュタインの3名がノーベル医学・

生理学賞を受賞しました。もともとは「殺人能力を高める」薬探しが、難病と言われた関節リウマチの治療に役立ったのです。

インスリン

インスリンとは、膵臓から分泌されるホルモンで、血糖を下げる作用をもっています。このインスリンを発見したのは、カナダの開業医フレデリック・バンティング（1891〜1941年）と医学生のチャールズ・ベストです。彼らはトロント大学のマクラウド教授（1876〜1935年）の研究室で、犬の膵臓の抽出物が血糖を下げることを発見し、マクラウド教授によってインスリンと命名されました。この研究は、マクラウド教授のスコットランド休暇中に空いている研究室を使ってなされたもので、ここでも偶然が働いています。

この成果で、1923年にバンティングとマクラウドだけがノーベル医学・生理学賞を受賞しました。さらに、同年、アメリカのイーライ・リリー社はインスリンを商品化し、世界初の糖尿病の治療薬となりました。

コラム　薬アラカルト①

●毒薬

人類は、薬を見つける一方で、毒薬も見つけました。前述したパラケルススは「毒は薬なり」と言っているほどです。ギリシアの哲学者ソクラテスはドクニンジンの種子エキスで殺されました（紀元前３４４年）。古代ローマでは、トリカブトが暗殺に使われました。

このため、身分の高い人は暗殺を恐れて、解毒剤を必死に探したとのことです。また、トリカブトの成分の附子《ぶし》は、八味《はちみ》地《じ》黄丸《おうがん》などの漢方薬の中にも含まれています。薬と毒薬は紙一重のちがいなのです。

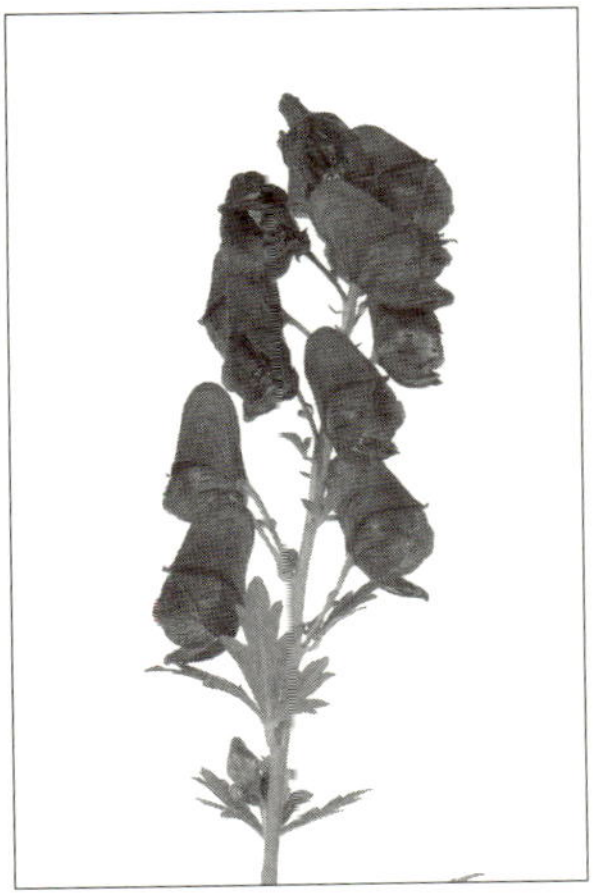

トリカブト

●印籠と薬

昔の武士は薬を印籠に入れていました。「この葵《あおい》のご紋が眼に入らぬか？」と印籠を見せたのは水戸黄門のお付きの格さん、助さんですね。水戸黄門の祖父の徳川家康公は大の薬好きだったので、黄門こと光圀《みつくに》公も薬には詳しかったようです。

どんな薬が入っていたのかは定かではありませんが、きっと腹痛や下痢などの薬が入っていたのでしょう。薬以外には印鑑も入れたことから、「印籠」の名前がついたようです。

●ドーピングと薬

ドーピングとは、運動選手が自らの運動能力を向上させるために薬物を用いることです。これに対してアンチ・ドーピング活動があり、最近ではリオデジャネイロ・オリンピックでロシア選手が陸上競技から締め出されましたね。

ドーピングには、筋肉を増やすタンパク同化ステロイドや、血液を増やすエリスロポエチンなどが使われますし、ドーピングの行為を隠すためにはフロセミドなどの利尿薬が用いられます。また、射撃などでは、交感神経の興奮を抑えるβ《ベータ》遮断薬が用いられます。でも、このような薬を使用することは、アンフェアですし、選手の健康も損ねてしまいます。

ワクチンは予防薬

ワクチンとは、感染症の予防に用いる医薬品のことです。無毒化した病原体の成分を接種して、病原体に対する免疫応答を刺激することで、感染症の予防ができます。

最初にこの原理を見つけたのはイギリスのエドワード・ジェンナー（1749～1823年）で、彼は天然痘に対する種痘《しゅとう》の技術を開発しました（1796年）。この技術が発展し、天然痘ワクチンができた結果、1980年に天然痘は世界から完全に撲滅されたのです。

魔法の弾丸

英語ではマジック・ブレット（magic bullet）と言われます。もともとは、ドイツの作曲家ウェーバーのオペラ「魔弾の射手」（1821年初演）で使われた言葉で、発射すれば、百発百中、必ず狙った標的にあたる弾丸のことを意味していました。

これを医学の分野にもち込んだのは、ドイツのパウル・エールリッヒ（1854～1915年）でした。彼は、副作用なしに病原体を殺す薬のたとえとして「魔法の弾丸」ということばを使いました。ペニシリンが発見されたときも、その高い有効性ゆえ「魔法の弾丸」とも呼ばれたとのことです。以来、きわめて有効性の高い革新的な薬の代名詞となっています。

第2章

薬は本当に効くのか

1 薬が効くメカニズム

薬の多くはタンパク質と結合して、その効き目を発揮します。すなわち、タンパク質が標的です。結合の仕方は、水素結合や疎水結合などのゆるやかなくっつき方です。この方法だと、結合した後に、再び標的から離れることができます。ちなみに、水素結合とは水素原子を介した結合のこと、疎水結合とは水になじまない（疎水性）部分同士の結合のことで、いずれもタンパク質の相互作用に必要です。

薬が結合する相手のタンパク質は、細胞表面の受容体、酵素、抗原などです。

細胞表面の受容体と結合

たとえば、血圧の薬のアンジオテンシンⅡ受容体阻害薬（ARB）は、血管内皮細胞のアンジオテンシンⅡ受容体に結合することで、生理活性物質のアンジオテンシンⅡが受容体に結合できないようにします。アンジオテンシンⅡが受容体に結合すると「血圧を上げろ」という指令が出ますが、結合できないと逆に血圧が下がります（**図1-A**）。このタイプの薬としては、カンデサルタン（商品名：ブロプレス）、ロサルタン（商品名：ニューロタン）、バルサルタン（商品名：ディオバン）などがあります。

ヒスタミンはアレルギーや炎症などを引き起こすタンパク質で、花粉などのアレルゲン（抗原）に刺激を受けると、肥満細胞から分泌されます（62頁参照）。ヒスタミン受容体には、現在、H１からH４の４種類が知られており、ヒスタミンがヒスタミンH１受容体に結合すると、粘液細胞からの分泌が増すために、くしゃみや鼻水などの症状が起こる原因となります。抗ヒスタミン薬は、この作用を抑えるために、抗アレルギー薬として使われます（**図1-B**）。このタイプの薬としては、ジフェンヒドラミン（商品名：レスタミン）、クロルフェニラミンマレイン酸塩（商品名：ポララミン）などがあります。ただし、これらの薬は、脳にあるヒスタミン受容体にも作用するため、鎮静作用を介して眠気を起こします。このため、最近では、脳に薬が行かないように設計された、眠くならない第二世代の薬も開発されています。

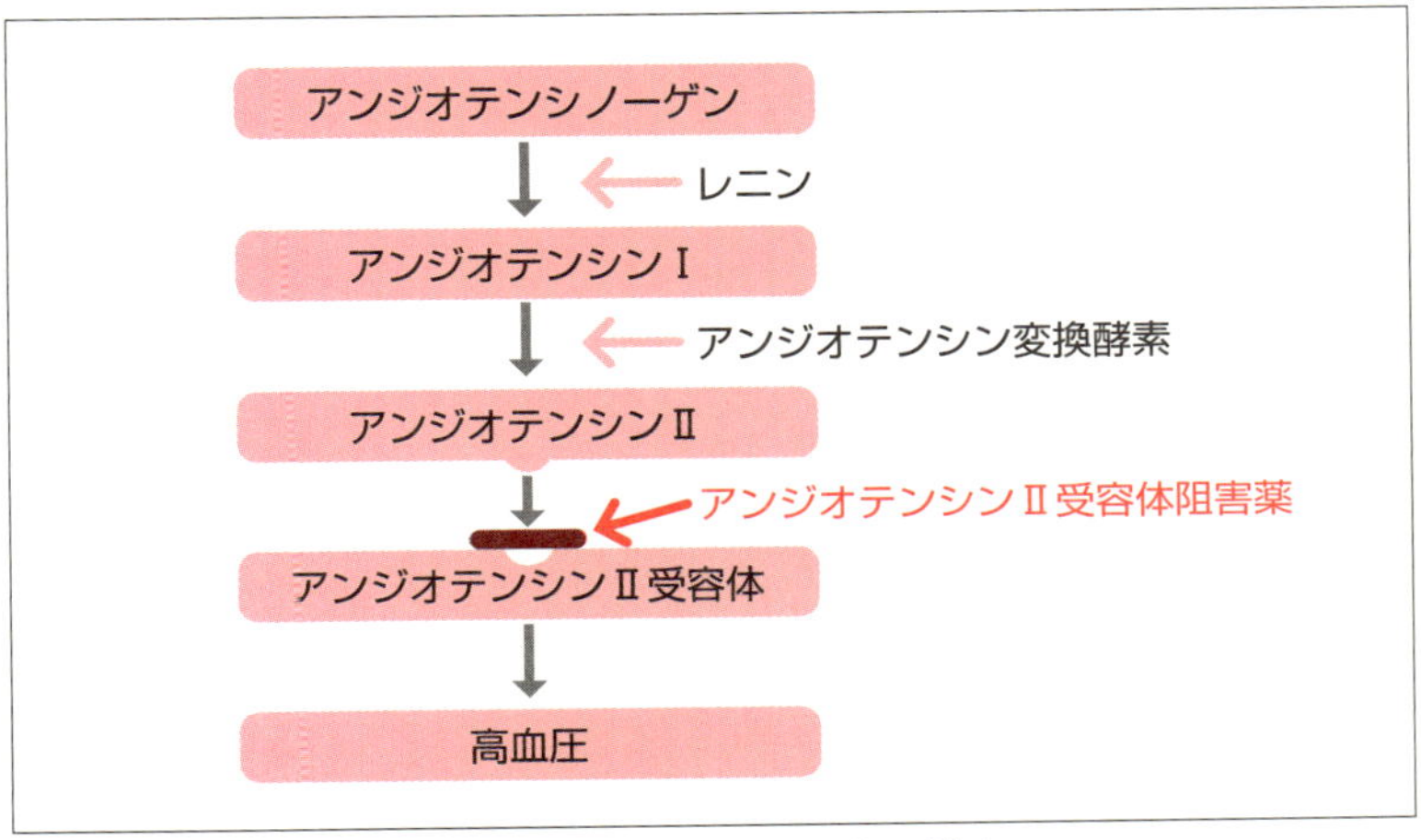

図1-A　アンジオテンシンⅡ受容体阻害薬の作用機序

一方、ヒスタミンH2受容体に結合する薬は、H2ブロッカーと呼ばれ、胃潰瘍などの治療に使われます。このタイプの薬としては、ファモチジン（商品名：ガスター）などがあります。

酵素と結合

消化性潰瘍の薬として使われるプロトンポンプ阻害薬は、胃壁細胞のプロトンポンプ（H^+、K^+-ATPアーゼ）と呼ばれる酵素に結合します。プロトンポンプは胃液分泌に必要不可欠な分子ですが、プロトンポンプ阻害薬が結合することで、胃酸分泌が強力に抑えられます（**図1-C**）。このため、胃潰瘍や逆流性食道炎などに対する治療薬となります。このタイプの薬としては、オメプラゾール（商品名：オメプラゾン、オメプラール）、ランソプラゾール（商品名：タケプロン）、ラベプラゾール（商品名：パリエット）などがあります。

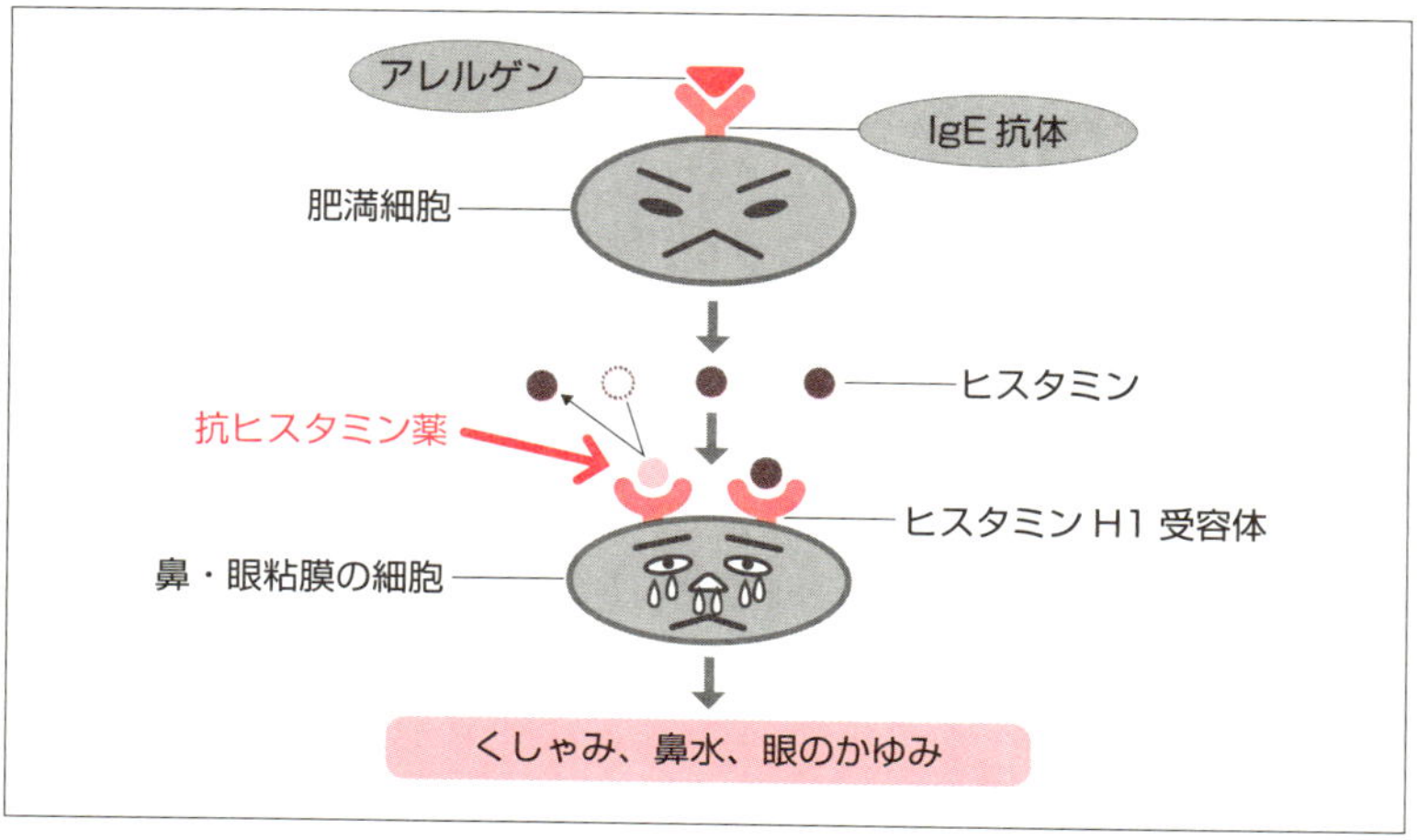

図1-B　抗ヒスタミン薬の作用機序

痛み止めや解熱の目的で用いられる消炎鎮痛薬（ＮＳＡＩＤｓ）のターゲットは、シクロオキシゲナーゼと呼ばれる酵素です。これはアラキドン酸がプロスタグランジンやトロンボキサンなどに代謝されるためには必須の酵素です。プロスタグランジンは、脳の発熱中枢に働くことで発熱の原因となりますし、炎症局所で産生されると痛みや腫れなどの炎症症状を引き起こします。しかし、シクロオキシゲナーゼの活性を抑えることで、炎症の悪玉であるプロスタグランジンが作られなくなり、熱が下がり、痛みが軽くなるというわけです。

ただ、このシクロオキシゲナーゼには２種類あり、シクロオキシゲナーゼ１（ＣＯＸ－１）という酵素は胃壁や腎臓の保護や血小板凝集抑制にも深く関わっています（**図1-D**）。一方、シクロオキシゲナーゼ２（ＣＯＸ－２）は、炎症の局所のみで作られる酵素です。このため、従来の

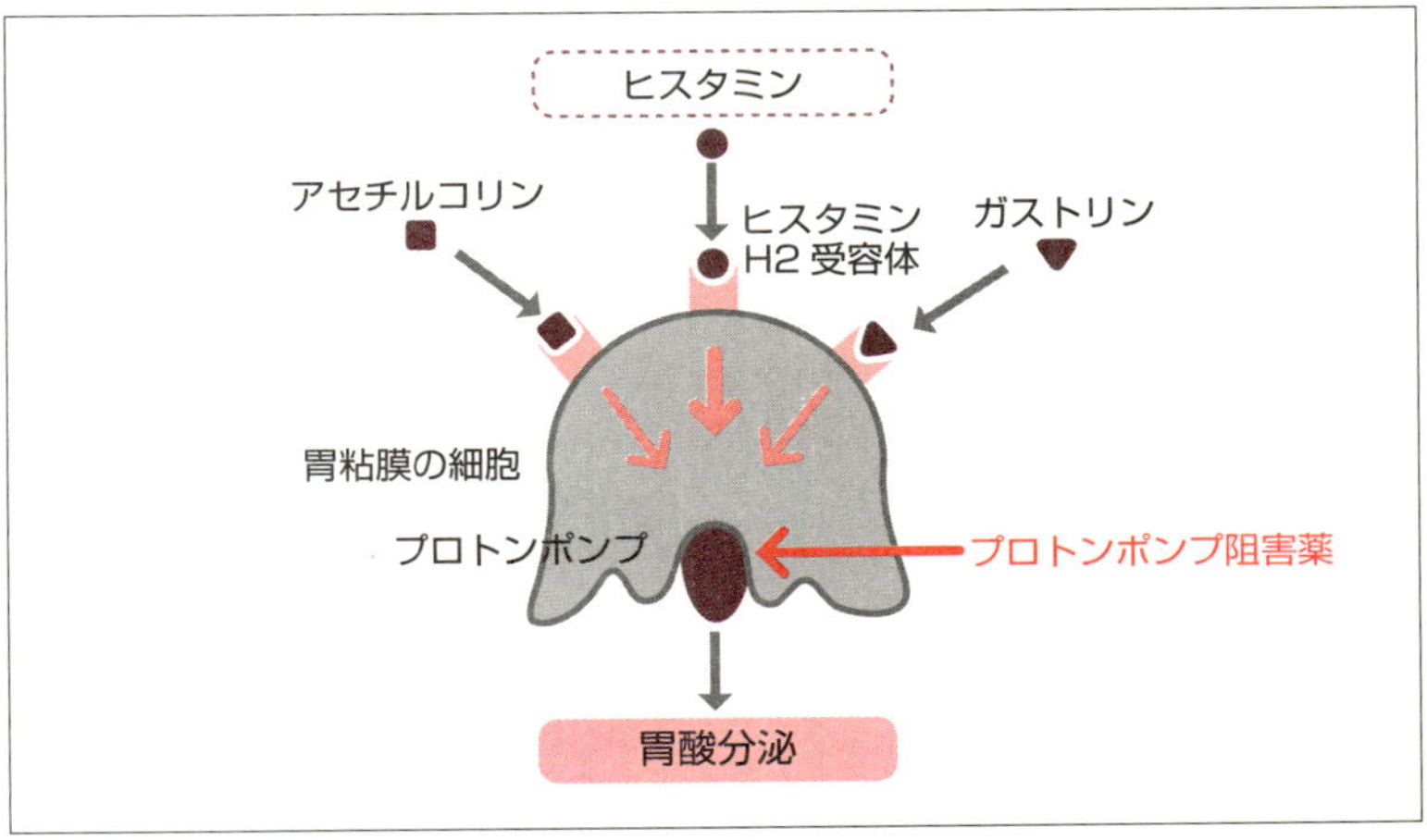

図1-C　プロトンポンプ阻害薬の作用機序

シクロオキシゲナーゼ阻害薬では、胃潰瘍、腎機能低下、出血傾向などの副作用がみられましたが、シクロオキシゲナーゼ2を選択的に阻害する薬は、これらの副作用を示すことなく、消炎鎮痛効果を発揮します。このような薬としてセレコキシブ（商品名：セレコックス）があります。

抗原と結合

体の中に抗原（たとえば病原体）が侵入すると、抗体を作って対抗します。抗体は抗原である病原体と結合することで、病原体を攻撃します。これを免疫反応と言います。

抗体を薬にしたものが「抗体医薬」（149頁参照）です。遺伝子工学的手法を用いて、生きている細胞に抗体を作らせることから生物学的製剤とも呼ばれます。また、特定の分子とのみ反応するので、分子標的治療薬とも呼ばれます。

たとえば、乳がんの治療に使われるトラスツ

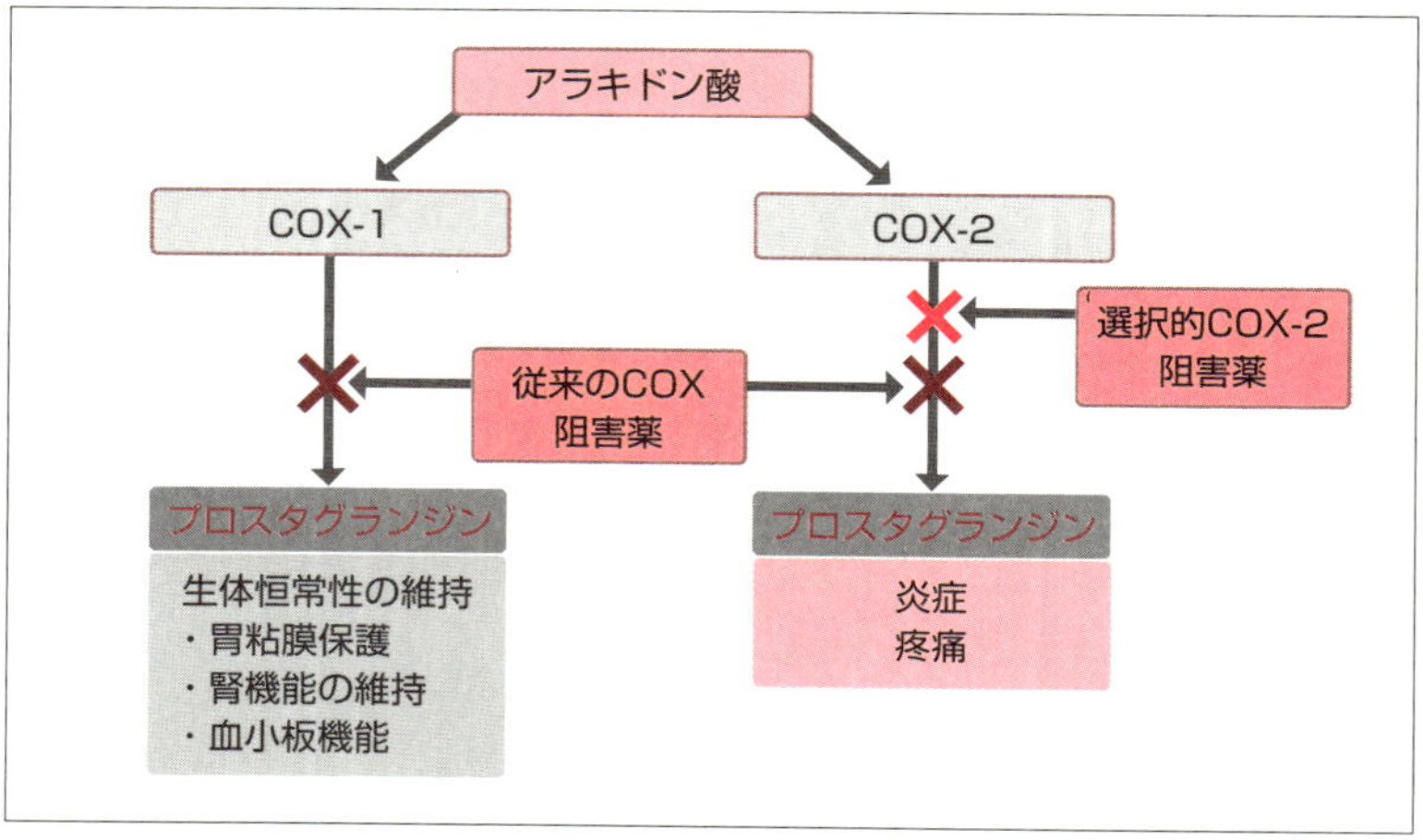

図1-D　消炎鎮痛薬（NSAIDs）の作用機序

ズマブ（商品名：ハーセプチン）は、がん細胞表面に発現されているＨＥＲ２（ハーツーと読む）に対する抗体です。トラスツズマブはＨＥＲ２と結合することで、がん細胞を攻撃します（図1－E）。

大腸がんの治療に用いられるベバシズマブ（商品名：アバスチン）は、血管新生に関わる血管内皮細胞増殖因子（ＶＥＧＦ）に対する抗体です。がん組織の血管新生を強力に抑えることで、がんの増殖を抑制します。

関節リウマチの治療にも抗体医薬は劇的な効果を示します。関節リウマチでは、関節滑膜《かつまく》がＴＮＦ（腫瘍壊死因子）αやインターロイキン６（ＩＬ－６）を作ると、関節破壊が起こります。インフリキシマブ（商品名：レミケード）、アダリムマブ（商品名：ヒュミラ）などはＴＮＦαに対する抗体ですし、トシリズマブ（商品名：アクテムラ）はＩＬ－６受容体に対する抗体です。

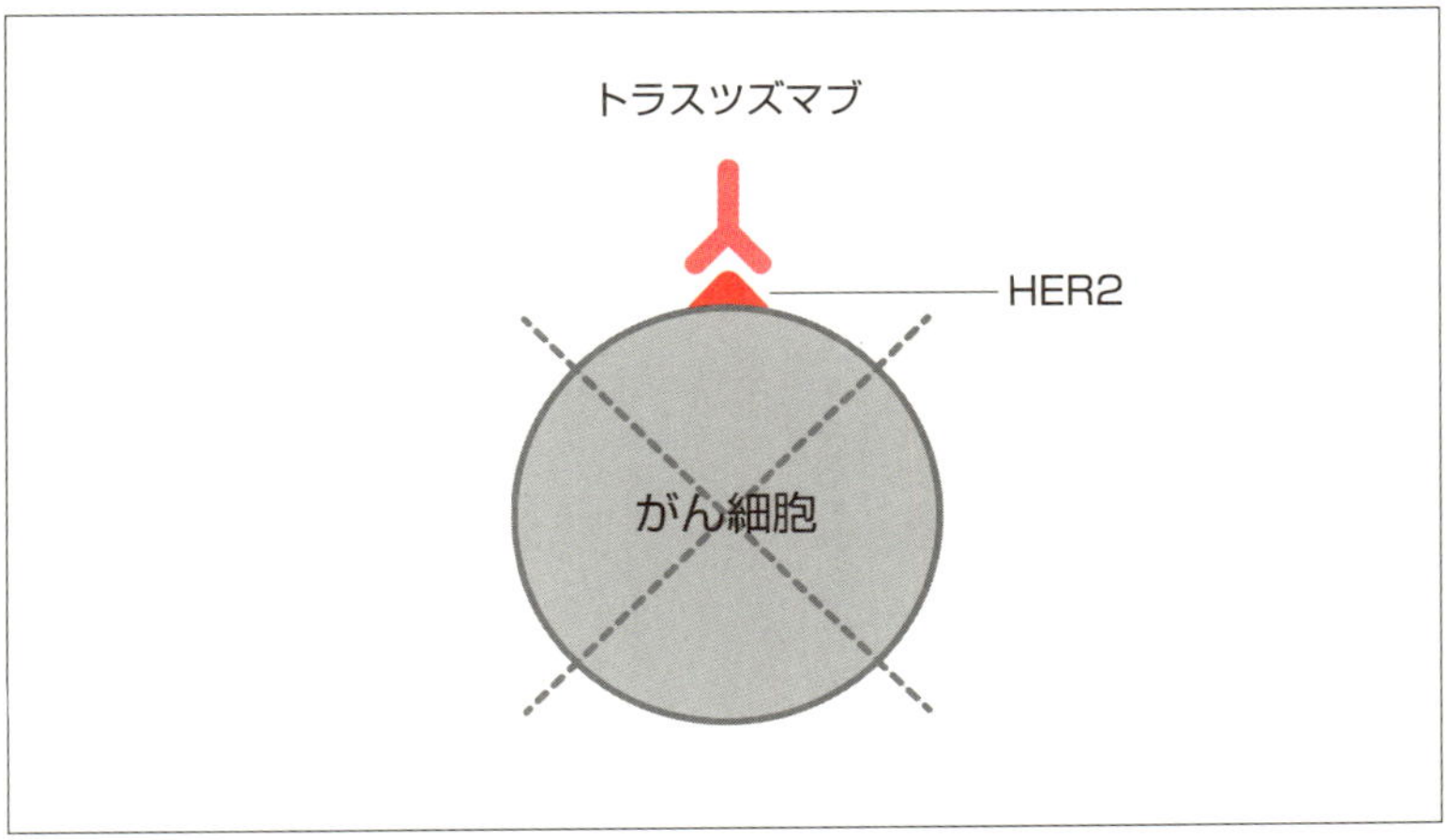

図1–E　トラスツズマブの作用機序

2 薬が体の中で分解され、排泄されるまで

すべての薬は、体の中で「吸収」、「分布」、「代謝」、「排泄」のステップを経なければなりません。これら4つのステップは、英語で Absorption, Distribution, Metabolism, Excretion と呼ばれるため、その頭文字を取って「アドメ（ADME）」とも表現されます。順番に説明しましょう（**図2**）。

薬がたどるステップ

まず口から入った薬（内服薬）は、食道を通って胃に行き、ここで一部は分解されます。残りの薬は小腸で吸収され、門脈（消化管の血液を集めて肝臓に送る静脈）に行きます。肝臓に送られた薬は、ここで代謝・分解をされます。肝臓は一種の解毒装置で、肝臓には異物を解毒するために酵素がたくさん準備されています。このステップを代謝と呼びます。

その後、薬は再び血液を通って全身に送られ、目的とする臓器（患部）に分布します。患部に到達した薬は、特有の受容体と結合して、その作用を発揮します。

さらに、その後は腎臓から尿中に出て、あるいは肝臓から胆汁中、さらに糞便中へと排泄されます。また、一部は、呼気《こき》や汗、乳汁、唾液などにも出るものもあります。

静脈から注射された薬の場合には、吸収のステップはありません。このため、早く効果が出ます。このほか、患部である皮膚に直接、薬を塗る軟膏（ステロイド軟膏など）や、皮膚を介して吸収を図る場合（湿布薬やニトログリセリン貼付薬など）もあります。この場合は、皮膚を介して吸収させるやり方です。口腔内スプレーという形もあります。口の粘膜からは薬がよく吸収されるからです。

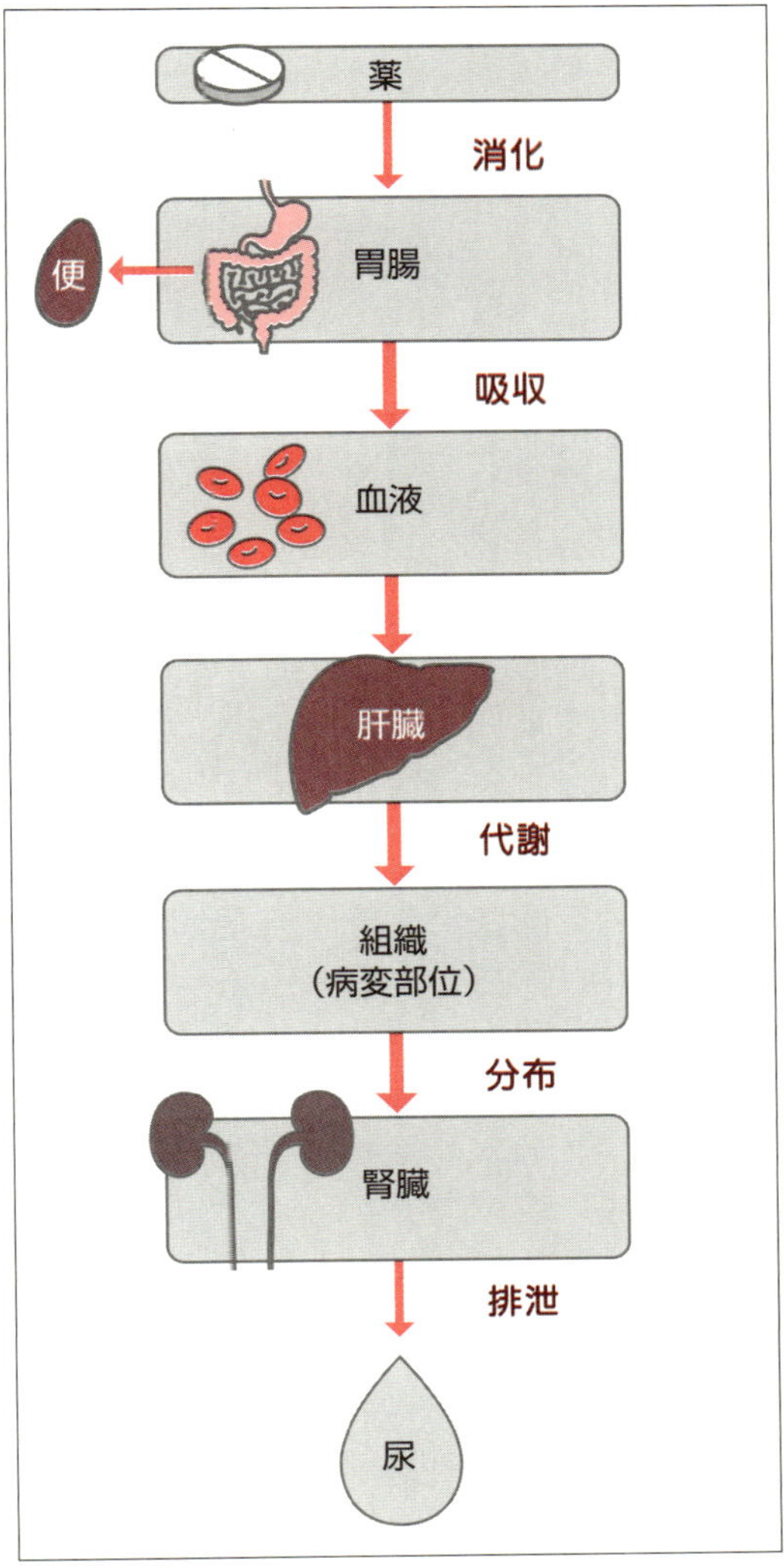

図2　薬のたどる運命

代謝に重要な酵素CYP

薬の血中濃度、さらには臓器での濃度が、薬の効き目と安全性に大きく関係します。薬は、血液中の薬の濃度が一定以上に上昇しないと効きません。また、肝臓の機能が悪い場合には、薬の代謝が遅くなり、血中濃度が上がりすぎてしまうことがあります。腎臓から排泄されるタイプの場合には、腎臓の機能が悪い場合に血中濃度が上がりすぎて、副作用の原因となります。

薬の代謝は主に酵素によって行われます。このときに重要な酵素として、シトクロムP450、別名CYP（シップ）とも呼ばれる酵素があり、薬の代謝の約9割を占めていると言われます。この酵素は肝臓に存在しており、肝臓が「代謝工場」と呼ばれるゆえんです。

CYPにはたくさんの種類があります。その中でも、CYP3A4は重要です。この酵素は、免疫抑制薬であるシクロスポリン（商品名：ネオーラル）、タクロリムス（商品名：プログラフ）、H2ブロッカーのシメチジン（商品名：タガメット）、睡眠薬のトリアゾラム（商品名：ハルシオン）、抗てんかん薬のフェノバルビタール（商品名：フェノバール）、抗生剤のエリスロマイシン（商品名：エリスロシン）、クラリスロマイシン（商品名：クラリス）、抗菌薬の一種のイトラコナゾール（商品名：イトリゾール）、ミコナゾール（商品名：フロリードF）などの代謝に関わっています。したがって、これらの薬を併用した場合にはCYP3A4の「取り合い」が起こりますので、代謝されなくなった一方の薬の血中濃度が上がって、副作用を起こすことがあります（116頁参照）。

また、食べ物では、グレープフルーツがCYP3A4の働きを抑えるため、同時に摂取すると、やはりこれらの薬の血中濃度が上がりすぎ、副作用の原因となることがあります。

ＣＹＰの代謝を受けた後は、グルクロン酸抱合、硫酸抱合、アセチル化、メチル化などと呼ばれる複雑な代謝経路があります。このため、効かない薬とは、よく吸収されない薬、すぐに代謝や排泄をされてしまい、血中に十分な時間、薬の成分が残らないものということになります。動物実験では大成功したのに、ヒトでは治験（１２５頁参照）で効かないことがありますが、多くは薬の吸収、代謝などと関係をしています。また、たとえば統合失調症やうつ病の薬は、脳での濃度が上がらないと効きません。

3 薬の効き方はどのように判定するのか

治療の有効性をみるための評価項目（「ものさし」）はそれぞれの病気によって違います。従来は医師の主観的判断のみに頼っていたのが、最近ではより客観的な指標を用いて薬の効果判定が行われています。

たとえば、本来、がんでは、生存率、生活の質（quality of life ;QOL）の向上などが重要です。しかし、5年生存率という言葉があるように、生存率をみるのは長い年月がかかります。このため、試験期間の短い治験では、再発率や寛解《かんかい》率が代わりに使われます。これらは、代用（サロゲート）エンドポイントとも呼ばれます。

サロゲート・エンドポイントの中で、治療上の結果（アウトカム）を合理的に予測しうるものは主要評価項目、すなわち一次的エンドポイント（プライマリー・エンドポイント）として使われます。これに対して、副次的な評価項目は、二次的エンドポイント（セカンダリー・エンドポイント）と言われます。治験では、始める前にエンドポイントをあらかじめ決め、その指標が達成できるかどうかをみます。

抗がん剤のものさし

抗がん剤の効果判定（奏効率）をみるには、がんの大きさが使われます。すなわち、がんの縮小率から効果は4つに分類されます。

完全奏功（CR）とは、縮小率が100%、がんが完全に退縮した場合です。がんが小さくなっているけれど、50%以上で100%未満の場合には、部分奏功（PR）と言います。

がんの縮小率が25%以上、でも50%を超えないときは、不変あるいは安定（NCまたはSD）と呼びます。

治療の効果がなく、縮小率が25%未満の場合には、進行（PD）と言います。

しかし、奏効率と生存率は必ずしも一致しません。がんの大きさをみるには、X線検査やCT検査などの画像検査が使われます。最近では、PET検査などもその候補に挙がっていますが、検査費用が高価なのと、どこの病院でも揃っている標準設備ではない点が問題です。

抗リウマチ薬のものさし

関節リウマチなどの炎症性疾患では、効果判定に使う「ものさし」が違います。総合的疾患活動性指標といって、腫れている関節数と痛い関節数の総和、炎症反応（CRPなど）の程度、患者の感じ方（10センチのものさしを見て患者自身が判断する、visual analogue scale ;VAS）などから計算式で求めたものを使います。このほか、関節破壊の程度や機能障害の程度をみる指標も副次的に使われます。特にアメリカでは、疾患の活動性を抑えるだけでは不十分で、関節破壊を抑えるエビデンスのない関節リウマチの薬は承認されなくなっています。この点は、日本の方が少し甘い傾向があります。

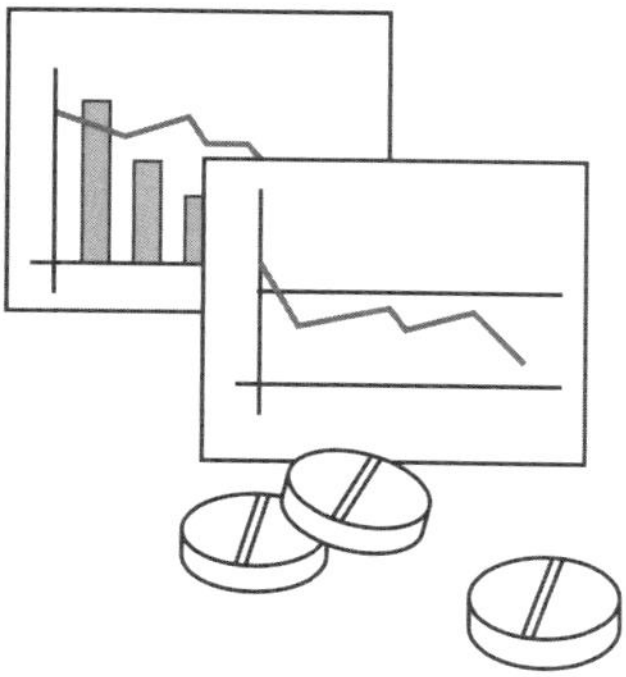

4 有効性と有用性の違いとは

薬の評価では、「有効性」だけではなく「安全性」も重要です。有効性はベネフィットとも言われ、危険性はリスクとも言われます。通常の診療では、ベネフィットが高くて、リスクが低い薬が望まれます。よく効くけれど、副作用も強い薬は使えませんね。しかし、がんで用いられる抗がん剤の多くは細胞毒（細胞に対して、死滅させたり、あるいは細胞障害などの毒性を示すもの）です。このため、ベネフィットとリスクの差は小さくなり、場合によっては重大な副作用が出る場合があります。

このほか、薬にとって大切なのは、「使いやすさ」です。注射の薬よりも内服の薬の方が「使い勝手」がよいのは当然です。投与回数が少なくても済む薬もそうです。一日に何度も使うより、一日の投与回数が少なくて済む薬のほうが患者は好みます。骨《こつ》粗《そ》鬆《しょう》症《しょう》の薬では、以前は毎日服用する必要がありましたが、今は週1回、最近では月1回投与すればよいというものも出てきました。また、従来は点滴でしか使えなかった薬が、皮下注射でも使えるようになっています。点滴は病院に行かなければできませんが、皮下注射なら一部の薬では自己注射が可能で、旅行先にでもどこでも持っていくことができます。これにより、患者のＱＯＬが向上するという利点があります（１０１頁参照）。

薬の値段も安いにこしたことはありません。安くて、よく効き、副作用が少なくて、しかも口から内服できれば、薬としては最高です。この点、がんや炎症の治療に使われる生物学的製剤、分子標的治療薬は、よく効くけれど、とても高額です。また、ときには重篤な副作用が出ることもあります。

薬の有用性とは、有効性、安全性、使いやすさ、値段などの総和と言えるでしょう。

コラム　薬アラカルト②

●ニトログリセリンにまつわる話

ニトログリセリンをダイナマイトの材料として使ったのはスウェーデンの発明家アルフレッド・ノーベル（１８３３〜１８９６年）です。ノーベルは爆発しやすいニトログリセリンに珪藻土《けいそうど》を混ぜることで、衝撃では爆発しないダイナマイトを開発しました。しかし、ダイナマイトは戦争で大量殺戮の武器として使われ、ノーベルは「死の商人」とまで言われました。このため、ノーベルの死後、兄が資産を寄付してできたのがノーベル賞です。

一方、ニトログリセリンを材料として爆薬を作っていたダイナマイト工場では、働いている狭心症患者の発作が起こらないことがわかりました。今から考えれば、ニトログリセリンの血管拡張作用によるものだったのです。ニトログリセリンは、分解されると一酸化窒素（ＮＯ）を放出します。この一酸化窒素は、血管平滑筋細胞に作用すると、血管の壁を弛緩させて血管拡張作用を示します。

ノーベルは晩年心臓病に苦しみましたが、ニトログリセリンを使うのは断ったそうです。殺人兵器であるダイナマイトを作り、「死の商人」と呼ばれたことがそうさせたのでしょうか？

ニトログリセリンは、飲み込むと肝臓ですぐに代謝されてしまうために、効果が出ません。このため、舌下錠として粘膜から吸収させる方法が取られています。最近では、口内スプレーとしても、貼り薬としても用いられています。ダイナマイトの材料として使われてきたニトログリセリンが、今は狭心症の薬として高い臨床効果を挙げているのは皮肉な話です。

●バイオマーカー

正常なプロセスあるいは病的なプロセス、あるいは治療に対する反応性の指標として客観的に測定・評価される項目のことです。糖尿病のバイオマーカーとしては、血糖値のみならず、ヘモグロビンA1cなどが用いられています。脂質異常症では、総コレステロール、中性脂肪のほかにHDLコレステロール、LDLコレステロールなどが使われています。

●カルシウム拮抗薬

別名、カルシウムチャネルブロッカーとも呼ばれます。カルシウムイオンの細胞内の流入をブロックすることにより、末梢血管を拡張させる作用を有しています。このため、降圧薬として用いられ、ニフェジピン(商品名：アダラート)、ニカルジピン（商品名：ペルジピン)、アムロジピン（商品名：アムロジン、ノルバスク）などの薬があります。

●バイオアベイラビリティ

生物学的利用性のことです（**図3**)。「血液中に移行した薬の投与量に対する比率及び速度」と定義され、薬物の吸収量と吸収速度に関するパラメーターが指標となります。具体的には、AUCやCmaxなどのパラメーターが使われます。

前者は血中濃度─時間曲線下面積で、血中濃度曲線のカーブの下の面積を積算したものです。後者は、薬の投与後に得られる最高血中濃度のことです。また、Tmaxとは、薬を投与してから最高血中濃度に達するまでの時間のことです。消失半減期（$t_{1/2}$）とは、投与されて血液の中に入った薬が代謝されたり、排泄されたりすることにより、はじめの血中濃度の半分になるまでの時間を指します。

●有効血中濃度

薬が有効性を発揮するために必要な血液中の濃度をさします。たとえば、バンコマイシン塩酸塩（商品名：バンコマイシン）が有効であるためには、5μg／mL以上の血中濃度が必要です。一方、血中濃度が15～20μg／mL以上になると、腎臓の障害が起こりやすくなります。

また、薬を投与した後の定常状態で、最高濃度をピーク濃度、最低濃度をトラフ濃度と呼んでいます（**図４**）。シクロスポリン（商品名：ネオーラル）やタクロリムス（商品名：プログラフ）では、このトラフ濃度を測定して投薬量を調節します。このように薬の血中濃度をモニターする方法を、治療薬物モニタリング（ＴＤＭ）と言います。

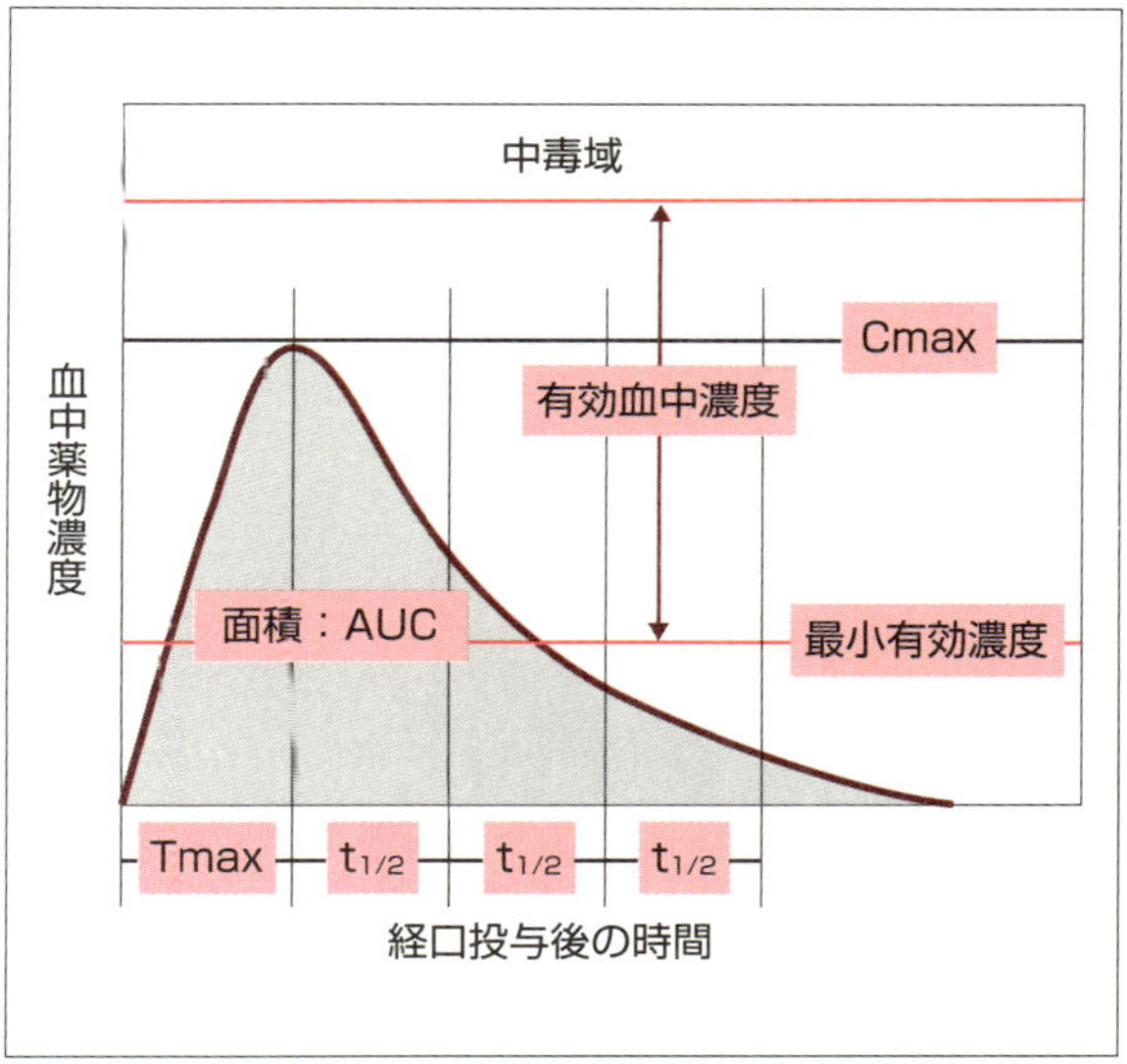

図3　バイオアベイラビリティ

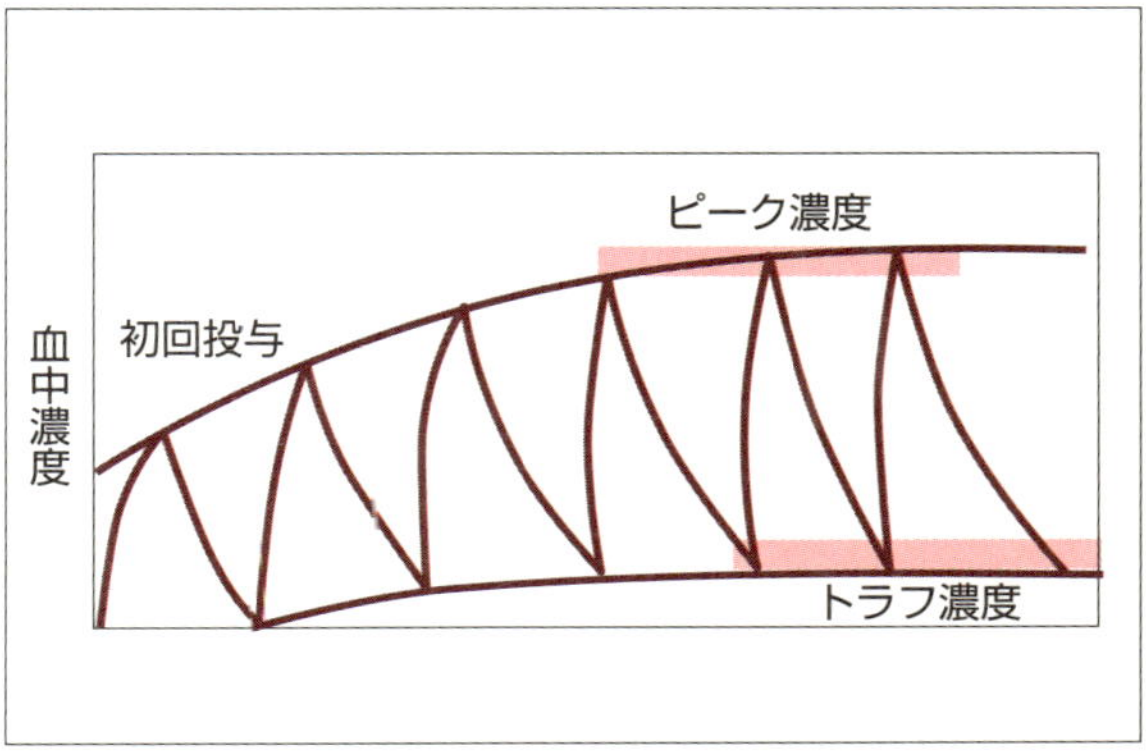

図4　ピーク濃度とトラフ濃度

第3章

薬の副作用

1 副作用の意味とは

薬の副作用とは、「医薬品に対する有害で意図しない反応」と定義されています。英語では、副作用のことは adverse drug reaction、これを略してADRと呼びます。また、一般には side effect という言葉も使われます。

これに対して、有害事象という言葉も使われます。これは、「医薬品が投与された患者に生じた、あらゆる好ましくない医療上のイベント」のことです。すなわち、この場合には、医薬品との因果関係は問いません。ある医薬品を投与した後に生じた好ましくないイベントは、すべて有害事象となります。つまり、副作用は有害事象の中に含まれることになります（**図1**）。

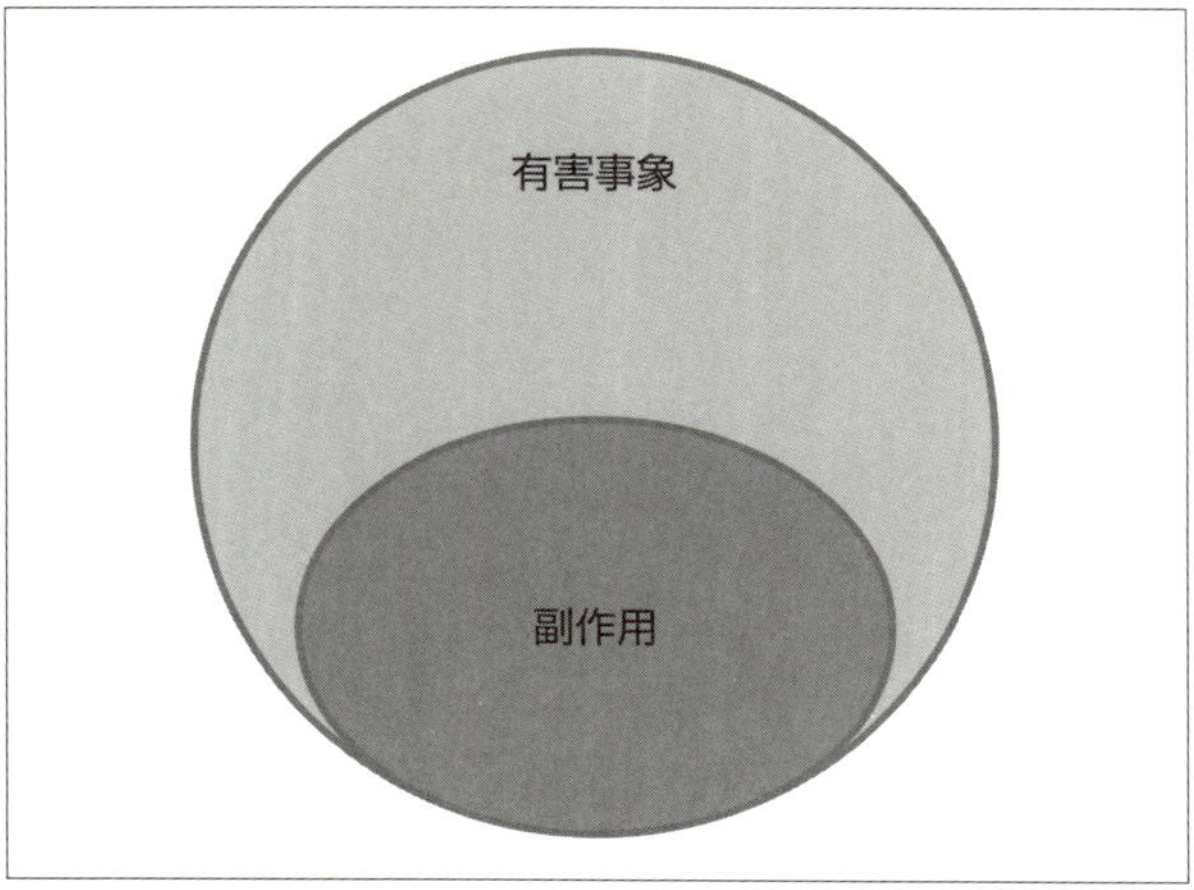

図1　有害事象と副作用

2 薬の主作用と副作用は「背中合わせ」

薬には、本来の目的である有益な作用（主作用）と、期待しなかった作用（副作用）の２つがあります。これらは、もともと、全く別なものではなく、「背中合わせ」にあるものです（図２）。主作用をベネフィット、副作用をリスクということもあります。薬はベネフィットとリスクのバランスのよいものでなくてはなりません。多くの場合はベネフィットが出るけれど、稀にはリスクが前面に立つこともある、これが本来の薬です。もちろん、リスクがないにこしたことはありませんが、そうはいきません。

治療に使われる薬の量は「治療量」と言います。一方、薬の量を多く使えば、毒性が出てきます。この量を「中毒量」と呼びます。本来、治療量と中毒量とはかけ離れているのが普通です。また、創薬の場合には、このようにベネフィットとリスクのバランスが優れている薬を選ぶようにしています。この場合、治療目的で薬を使っているときには、毒性を発揮するほど量は多くないので、副作用は起こりにくくなります。しかし、万が一、適切な量を超えて量を多く使ったとすれば、副作用が出るのは当然です。「薬も過ぎれば毒となる」ということわざもあるほどです。

しかし、「治療量」と「中毒量」が近い場合には、治療目的で使った薬が、副作用を起こしやすくなります。たとえば、抗がん剤がその例です。抗がん剤の多くは、がん細胞の分裂を抑えることでがんに効きますが、正常細胞の分裂には影響しないのが理想です。しかし実際には、オール・オア・ナッシングということにはならず、副作用を覚悟しながら「肉を切らせて骨を断つ」という部分が出てくるのはやむをえません。

抗がん剤では、新陳代謝の盛んな細胞がやられやすくなるために、口腔粘膜、毛髪、骨髄などが傷つくことになります。その結果、口が荒れたり（口内炎）、毛が抜けたり（脱毛）、白血球が減ったり（好中球減少）するなどの症状が出ます。ただし、これらの副作用は、抗がん剤を投与する前からある程度、予想できる症状であるとも言えます。

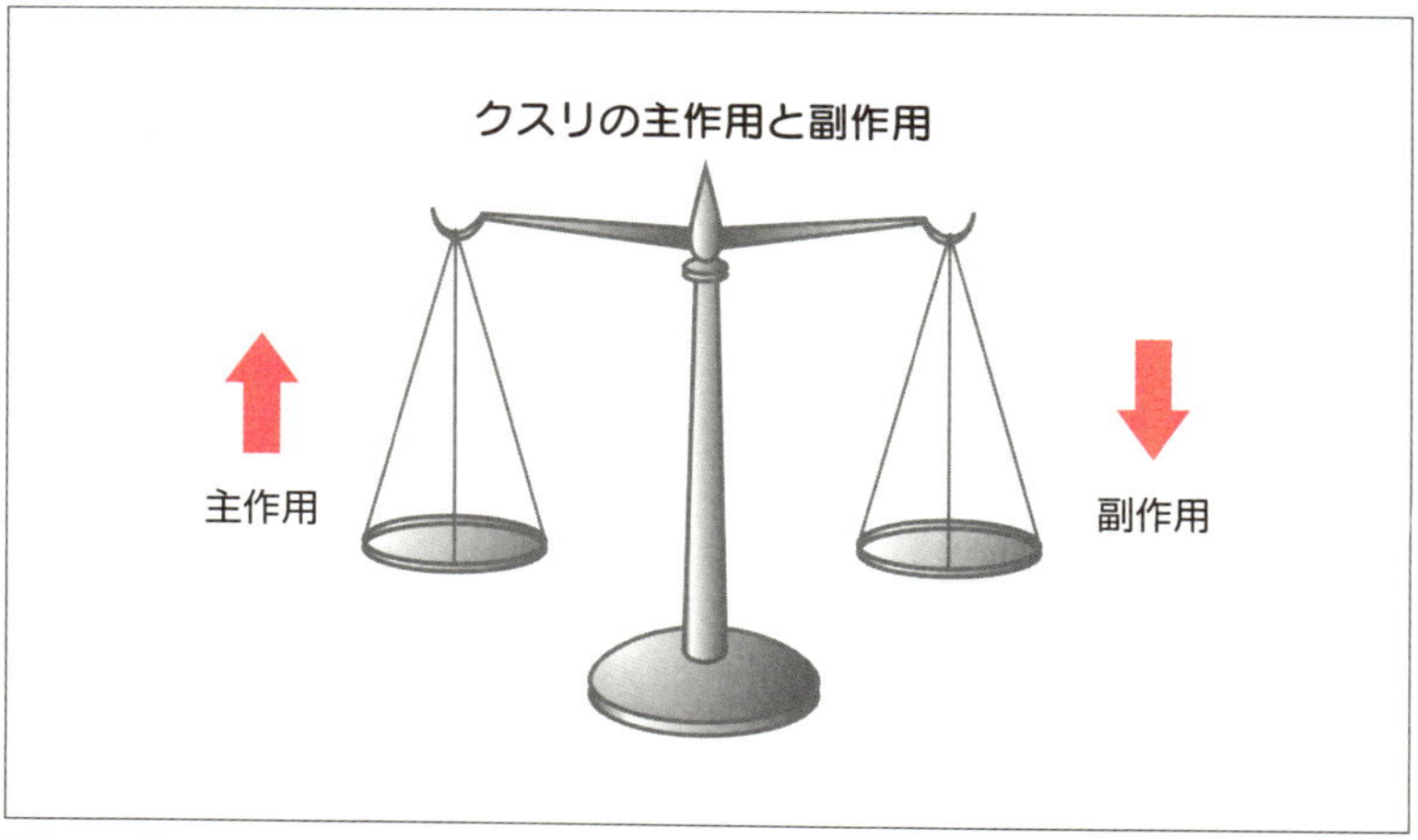

図２　薬の主作用と副作用

3 副作用の種類

A型（作用増強型）

副作用の種類には、いろいろあります。

薬の量を多く使えば使うほど、強く表れるタイプの副作用があります。これはA型（作用増強型）とも呼ばれます。たとえば、ワルファリン（商品名：ワーファリン）は、血液を固まりにくくする抗凝固作用をもっており、血栓ができるのを防ぐ目的で使われる薬です。しかし、このワルファリンをたくさん投与すれば、血液は固まりにくくなり、出血するのは当たり前のことです。

糖尿病に使われるインスリンもこの仲間です。インスリンは膵臓から出るホルモンで、血液中の糖分を組織に引っ張り込む役目をしています。このために血糖値が下がるのです。しかし、インスリンを過量投与すれば、当然のことながら低血糖が起こることになります。

これらの場合は、一般に、副作用は医薬品の本来の作用と深く関係しており、副作用は予測することができ、使った量に比例して起こり（用量依存）、よくみられます。

B型（過敏反応）

一方、投与量には関係なく起こる副作用があります。これはB型とも呼ばれ、いわゆる過敏反応を指します。有名なのはペニシリン・ショックです。ペニシリンにアレルギーがある人は、ペニシリンを投与すると、血圧低下、呼吸困難などの症状がみられ、ひどい場合には死亡することもあります。このようなきわめて速やかに起こるアレルギー反応はアナフィラキシー（後述）とも呼ばれます。

もう一つB型反応の例を挙げます。薬によって起こる重症の薬疹に、スティーブンス・ジョンソン症候群や中毒性表皮壊死融解症があります。これらの病気は、皮膚や粘膜にとどまらず、全身の臓器にある上皮が障害され、重症のやけどと同じ状態になります。そのため、ただれた皮膚から細菌が入り込み、敗血症などを起こし、場合によっては死亡することもあります。抗生物質、解熱鎮痛薬がB型の原因全体の6割を占めますが、抗てんかん薬や痛風の薬（特にアロプリノール）などでも起こります。

B型反応は、いわゆる特異体質の人に起こり、予測は困難で、頻度は低いという特徴があります。最近では、ゲノム薬理学の進歩によって、遺伝的素因などが解明されつつあり、少しずつではありますが、病気の原因となる遺伝子や、病気になりやすいHLA（白血球抗原＝組織適合性抗原：自己と非自己を認識する基本的な分子）のタイプがわかりつつあります。これを利用すれば、危ない薬は前もって回避するということができるようになるかも知れません（8章153頁、「個別化医療」の項参照）。

4 漢方薬にも副作用はある

漢方薬は、よく副作用がないから、安全だと言われます。しかし、漢方薬でも、一般用の薬と同様に副作用は起こります。早く薬を中止すれば、治療しないでも消えてしまう副作用もありますが、重症となるものもあります。

たとえば、漢方薬の約7割には、甘草《かんぞう》という成分が入っています。甘草の入っている葛根湯《かっこんとう》、小柴胡湯《しょうさいことう》、芍薬甘草湯《しゃくやくかんぞうとう》、麦門冬湯《ばくもんどうとう》などを長期に飲んでいると、血液中のカリウムが減少して脱力感や筋肉のけいれんなどを起こすことがあります。いわゆる偽性《ぎせい》アルドステロン症という病態です。

漢方薬を長期連用してみられる副作用には、肝障害、間質性肺炎などもあります。いずれも、黄芩《おうごん》という成分が入っている漢方薬（黄芩湯、黄連解毒湯《おうれんげどくとう》など）で起こることがあります。やせ薬として飲む防風通聖散《ぼうふうつうしょうさん》でも起こることがあります。これは一種のアレルギー反応で、「証」（体質や症状からみた総合的診断のこと。漢方で使われる言葉）の問題ではありません。早くみつければ、自然に治りますが、ひどいときはステロイドによる治療が必要になります。

漢方薬の中でも麻黄《まおう》が入っているものは、ドーピング検査にひっかかります。いわゆる「うっかりドーピング」です。麻黄の主成分はエフェドリンで、交感神経を刺激する作用があります。葛根湯、小柴胡湯などに入っていて、動悸《どうき》や不眠などの副作用が出ることもあります。

5 副作用かどうかを決める基準

副作用の判定基準は、大別すると5つに分かれます。「確実（definite）」、「ありうる（probable）」、「可能性がある（possible）」、「条件付き（conditional）」、「疑わしい（doubtful）」の5つです（**表1**）。

ただし、実際には、薬の投与と投与後に生じた症状との因果関係の証明はむずかしい場合が少なくありません。それは、患者に疑わしい薬を再投与することは倫理的に問題があるからです。疑わしい薬を再投与した場合には、さらに副作用が重くなり、場合によっては死亡することすらあります。したがって、実際の医療現場では、疑わしい薬の再投与はめったに行われず、時間的因果関係の有無から判断することがほとんどです。

再投与で再発する
＋
−
−
−
−

表1　副作用の判定基準

因果関係の評価	薬物と副作用発現の時間的関係	副作用は本来の薬理作用で説明可能	投与を止めると消失する
確実（definite）	＋	＋	＋
ありうる（probable）	＋	＋	＋
可能性がある（possible）	＋	＋（ただし原疾患や併用薬でも説明できる）	＋
条件付き（conditional）	＋	−（ただし原疾患では説明できない）	＋
疑わしい（doubtful）	−	−	−

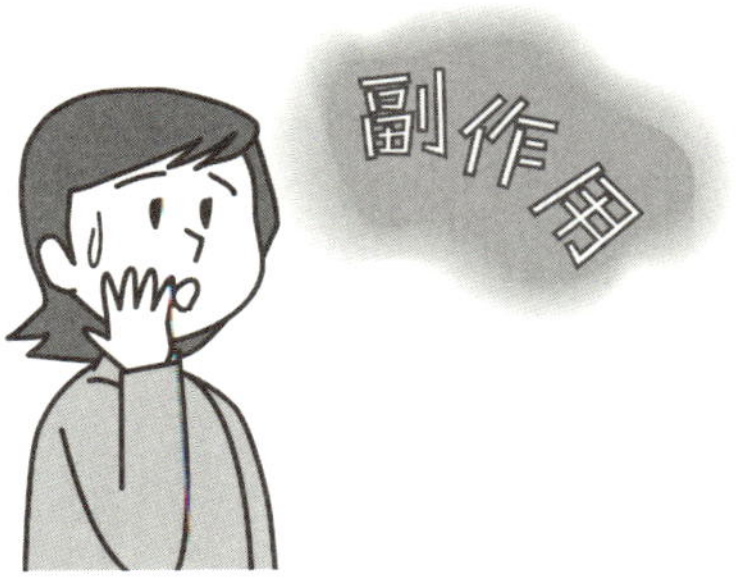

6 副作用のメカニズムはどこまでわかっているのか

薬の代謝と副作用

薬の効き方も安全性も、薬の代謝が大きく関係をしています。薬の効き方（第2章）のところでシトクロムＰ４５０、別名ＣＹＰが薬の代謝に関わるという話をしましたね（38頁参照）。ＣＹＰにはさまざまな遺伝子多型があることがわかっていますが、なかでもＣＹＰ３Ａ４というタイプはさまざまな薬の代謝に関係しています。

たとえば、クラリスロマイシン（商品名：クラリス）という薬は、急性気管支炎などでよく使われる抗生剤です。一方、関節リウマチや全身性エリテマトーデスなどの膠原病とも呼ばれる病気ではタクロリムス（商品名：プログラフ）という薬がよく使われます。実際には、普段は専門医のいる病院に通ってタクロリムスを服用している患者が、急性気管支炎になり、かかりつけ医でクラリスロマイシンを使われてしまうという事態が起こりえます。すると、両者の薬を代謝する酵素が同じために（この場合はＣＹＰ３Ａ４）、タクロリムスの代謝が遅くなって血中濃度が上がり、高血糖などの副作用が急に起こることがあります。薬の「いす取りゲーム」（この場合は、いすの代わりに分解酵素を争う）と言えましょう。

この場合、同じ調剤薬局に行って「お薬手帳」（１０７頁参照）をもらっていれば、このような事件は未然に防げます。しかし、違う調剤薬局に行き、しかも「お薬手帳」を薬剤師や医師に見せないと、このような事態に至ることもあります。

遺伝子と副作用

結核の薬として使うニコチン酸ヒドラジド、別名イソニアジド（商品名：イスコチン）は、よく効く人とあまり効かない人がいます。この薬の代謝にはＮ-アセチル化酵素（ＮＡＴ）が関係していますが、この遺伝子にはＮＡＴ１とＮＡＴ２があります。このうち、ＮＡＴ２遺伝子には多型があり、この多型の種類によって薬の代謝が遅くなる人がいます。その場合には、薬が体内に長く残留するので、よく効くけれど、副作用も出やすいということになります。

痛風の薬のアロプリノール（商品名：ザイロリック、アロシトール）では、前述したように重症薬疹（スティーブンス・ジョンソン症候群など）が起こることがあります。この場合、ＨＬＡ抗原（白血球抗原）のうち、ＨＬＡ-Ｂ＊５８０１遺伝子をもっていると、この重症副作用が多く起こります。ただ幸いなことに、日本人でこの遺伝子をもっている人は多くありません。しかし、中国人では多く、アロプリノールで重症薬疹が起こりやすいことが知られています。このように薬の副作用にも、人種差があることがあります。

7 薬物アレルギー

薬によって生ずる過敏反応を指す言葉です。薬の副作用の10％弱は、薬物アレルギーによるものとされています。この現象には、体の免疫反応が絡んでいます。ちなみに、体の異物に対する過敏反応をアレルギーと言います。詳しいことは後で説明します。

よくみられる症状

よくみられるのは発疹です。薬物アレルギーの80％程度にみられ、「薬疹」とも呼ばれます。発疹の種類はいろいろあり、じんましん、湿疹、水疱を伴う発疹などから、飲むたびに同じところに発疹が出る固定薬疹と呼ばれるものなどがあります。痒いことがほとんどです。

このほか、喘息発作や間質性肺炎などの呼吸器障害、肝炎、腎炎やネフローゼ症候群などの腎障害、白血球減少、貧血、血小板減少などの血液障害などが起こることがあります。この中で、生命の危機をもたらしうるのがアナフィラキシー（後述）と重症薬疹です。

起こるまでの期間

起こりやすい時期もあります。薬物アレルギーが起こりやすいのは、薬を服用し始めてから数日から2週間の間です。もう少し長い場合でも、通常は1カ月以内が普通です。ただし、以前に使った薬の場合には、服用後30分～2日以内に起こる場合があります。

起こりやすい薬とは

原因となりやすいのは、抗生剤（抗菌薬）、消炎鎮痛薬、感冒薬、抗けいれん薬などです。このほか、治療薬ではありませんが、CT検査やMRI検査で用いる造影剤もアレルギーが起こりやすい薬です。

ただし、多くの薬は低分子化合物ですから、それ自体では抗原として作用するほど大きくありません。しかし、体の中のアルブミン（タンパク質）などと結合することで免疫反応が起こりやすくなります。また、初めての投与なのにアレルギー反応が起こる場合もありますが、この場合には抗生剤の残留した食品の摂取、または化学構造がよく似た薬の投与などが原因となっている可能性があります。

薬物アレルギーの種類

①I型（即時型、図3）

投与開始30分以内に起こる反応です。特に、以前に同じ薬剤を投与されることによって、生体がそれを憶えている（感作）と、すみやかに症状が出ます。これに関係するのは、抗体の中でもIgE（免疫グロブリンE）という特殊なクラスです。この抗体が、体の中の肥満細胞とか好塩基球などの細胞に結合し、さらに抗原と結合すると、細胞内の顆粒に含まれていたヒスタミンなどの物質が放出され（脱顆粒）、アレルギー反応が起こります。

この反応が全身で激しく起こるのがアナフィラキシーです。アナフィラキシーとは、全身をベースに起こる即時型反応です。薬剤が投与されたすぐ後から、発疹、喘息発作、腹痛、下痢などが分単位で現れます。やがて呼吸困難、血圧低下などの重い症状が出るようになり、ショックに陥ります。このような状態をアナフィラキシー・ショックとも言います。特に、薬を点滴で使ったときには、薬が大量に、かつ速やかに体内に入るので、アナフィラキシーが起こりやすくなります。特

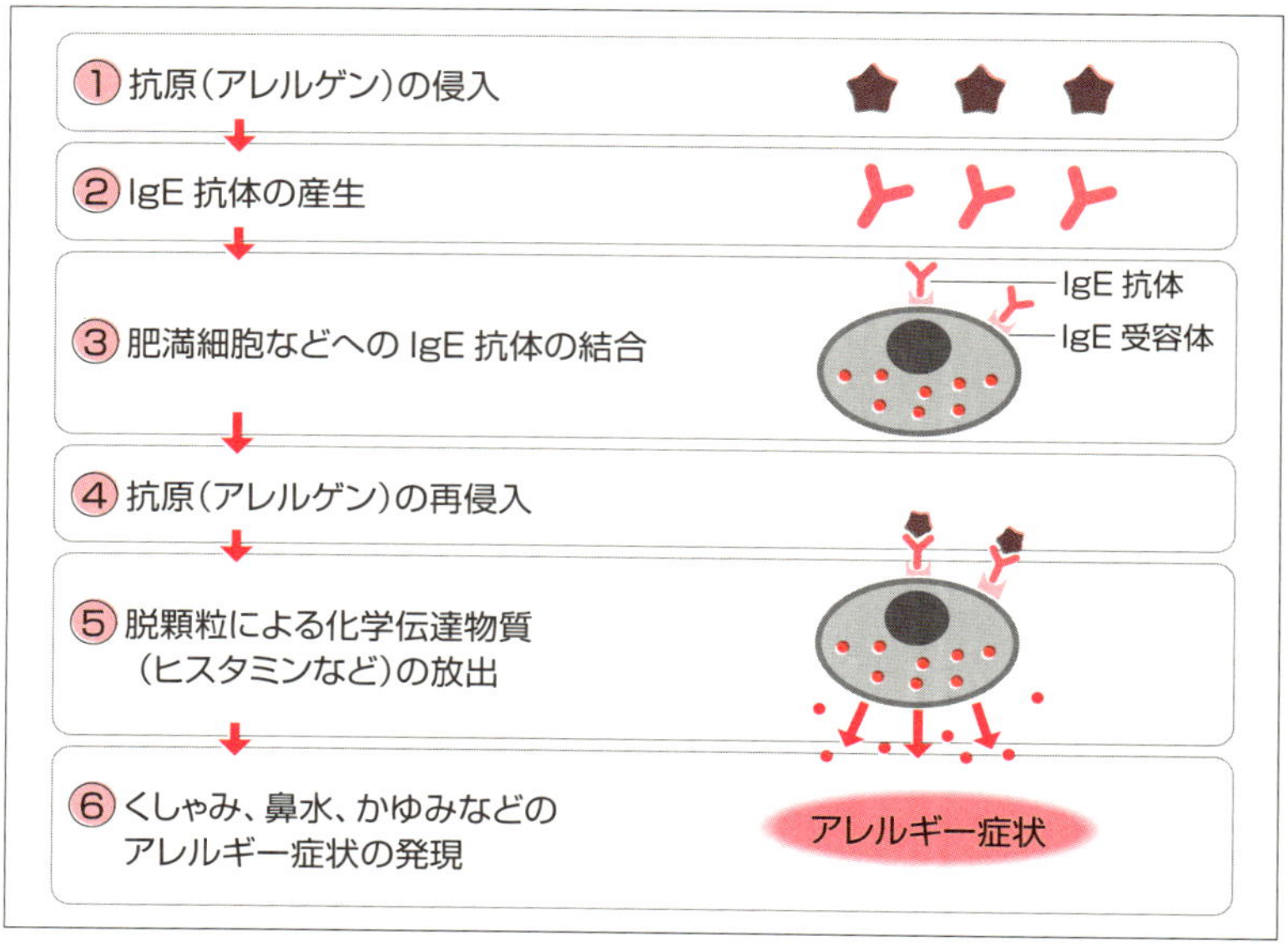

図３　Ⅰ型アレルギー反応（即時型）

効薬は、ノルアドレナリン（商品名：ボスミン）です。

②Ⅱ型（細胞溶解型、図４）

細胞の表面（たとえば赤血球）に抗体（この場合はＩｇＭまたはＩｇＧ）がくっつくことにより、細胞が壊れる場合です。ペニシリンなどで起こる溶血性貧血などがその例です。

③Ⅲ型（免疫複合体型、図５）

抗原と抗体の結合物を免疫複合体と言います。この免疫複合体が血中を介して組織にしみつき、組織を傷つける場合です。薬剤アレルギーでは非常に珍しいタイプで、抗不整脈薬のプロカインアミド（商品名：アミサリン）による薬剤起因性ループス（全身性エリ

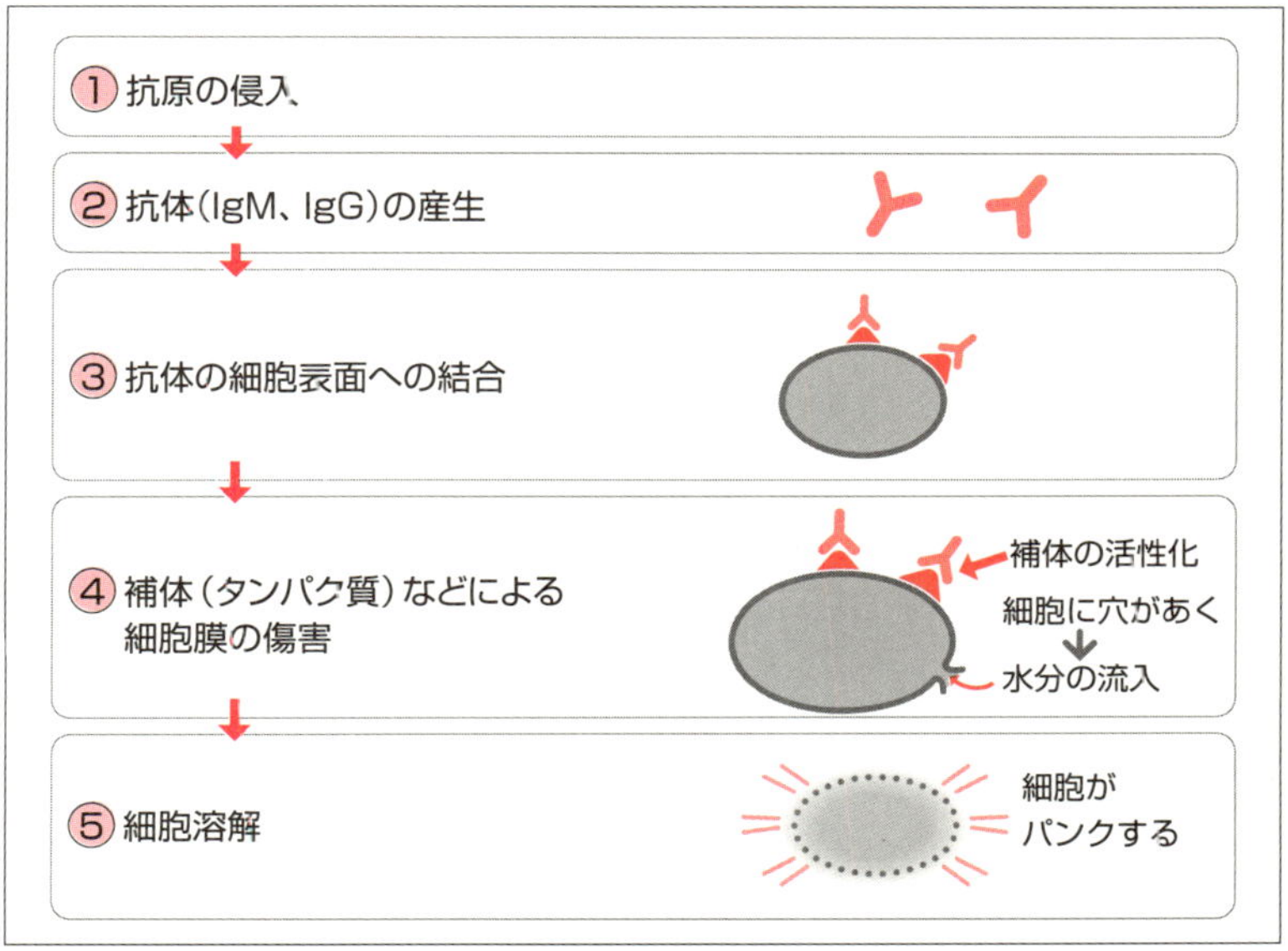

図４　Ⅱ型アレルギー反応（細胞溶解型）

テマトーデス様の症状）などです。

④Ⅳ型（遅延型、図6）

この反応に関与するのはTリンパ球（T細胞）です。投与された薬（抗原）に対するメモリー（免疫学的記憶）をもったTリンパ球（感作Tリンパ球）が、ふたたび同じ薬剤に出くわしたときに起こる反応です。重症薬疹や間質性肺炎が起こるメカニズムとされています。

なお、最初に侵入してきた抗原（**図6の①**）は、抗原提示細胞によって抗原の情報がTリンパ球に提示され、Tリンパ球は感作Tリンパ球になりますが（**図6の②**）、図では便宜上、略してあります。

薬物アレルギーの検査

薬物アレルギーを診断できる絶対的

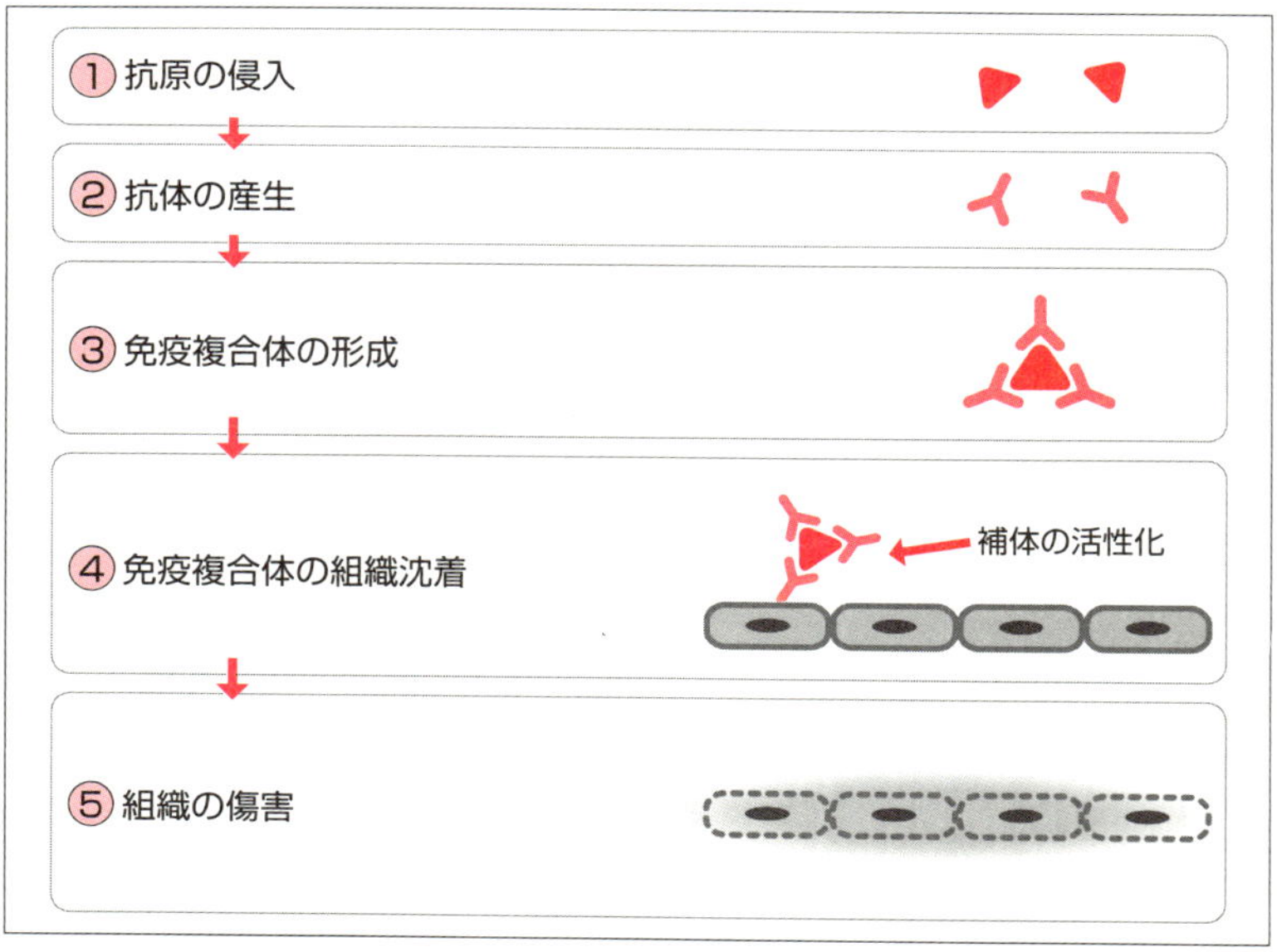

図5　Ⅲ型アレルギー反応（免疫複合体型）

な検査はありません。軽症のアレルギーの場合には、同じ薬を皮膚に投与するパッチテスト、プリックテスト、皮内テストなどがあります。しかし、たとえ少量の薬の投与でも、アレルギーの症状が重症化することもあるので、注意が必要です。また、Ⅳ型アレルギーを疑ったときには、患者の血液と薬とを培養するリンパ球幼若化試験があります。採血でできる検査ですので、安全です。ただし、絶対的な診断価値はありません。

本当に診断を確定するためにはその薬の再投与が必要ですが、再投与をした場合にはさらにアレルギー症状がひどく出る可能性があるため、倫理的にはできない場合がほとんどです。

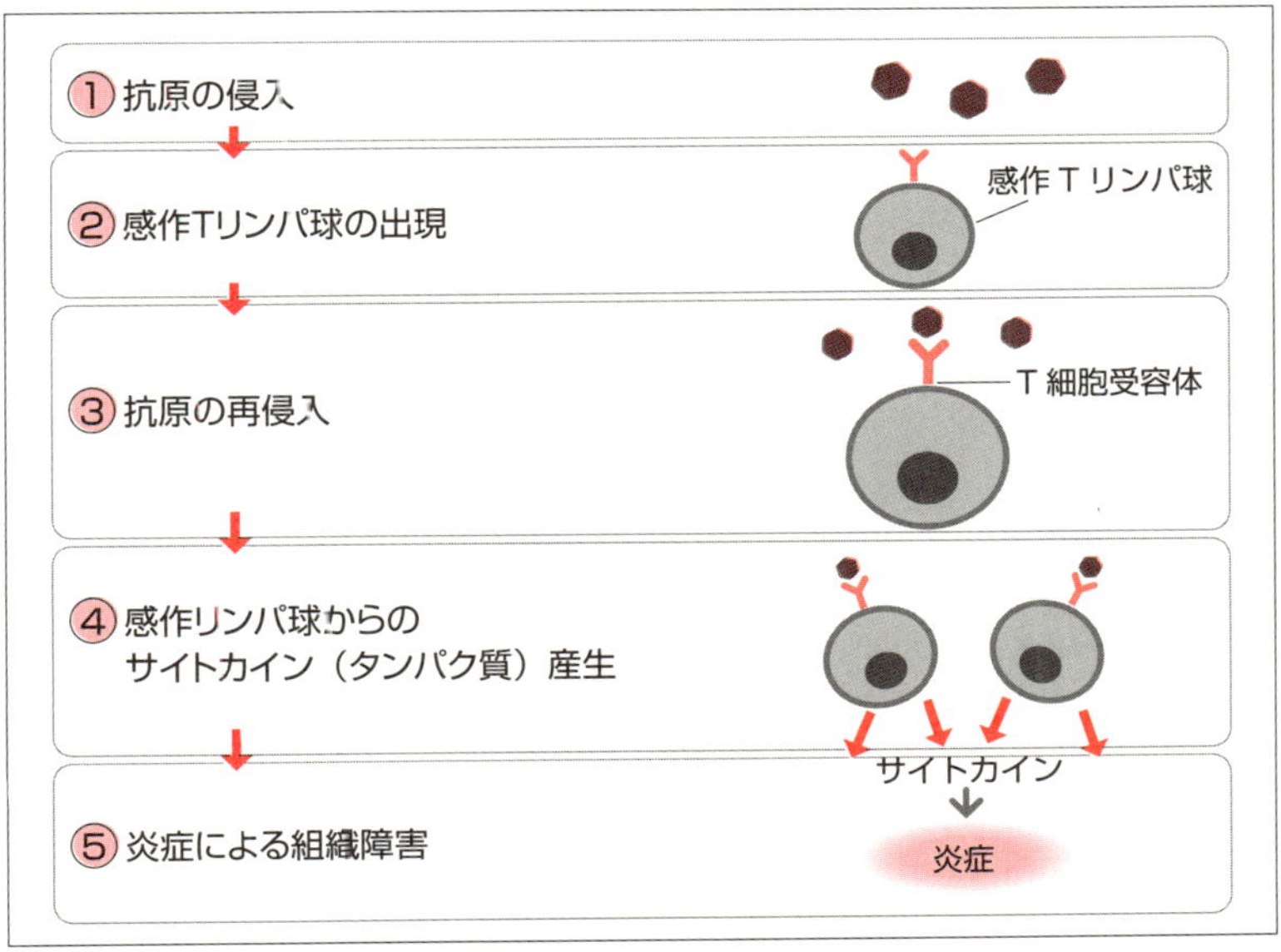

図６　Ⅳ型アレルギー反応（遅延型）

8 副作用をより少なくする（製剤的）工夫

薬に胃を荒らす成分が入っている場合には、薬の表面をコーティングしたり、カプセルで保護したりして、胃では吸収できないけれど腸で溶けるようにしているもの（腸溶錠）があります。薬を脂肪粒子の中に封入することで、より少ない薬の量を使い、かつ病巣選択性を高めようとするやり方もあります。たとえば、プロスタグランジンを脂肪粒子の中に入れたアルプロスタジル（商品名〔注射薬〕：リプル、パルクス）はターゲティング療法とも呼ばれ、水溶性の薬よりも効き目が高く、しかも副作用が少ないことが知られています。最近では、リポソーム（脂質二分子膜）の中にアムホテリシンを封入したアムホテリシンBリポソーム（商品名〔注射薬〕：アムビゾーム）が開発され、従来のアムホテリシンに比べて腎障害が少ないことがわかっています。

また、胃で吸収されてもすぐには効かず、肝臓に運ばれて代謝されてから初めて効く形に変化をする薬剤もあります。これはプロドラッグと言われます。抗がん剤のテガフール（商品名：フトラフール）や消炎鎮痛薬のロキソプロフェン（商品名：ロキソニン）などです。これらは製剤自体に工夫を加えています。

9 薬はリスク？

薬を逆から読めばリスクです。薬は、適切な場合に適切な量を使わなければ、効かないばかりか、副作用が出る確率が上がります。また、たとえ適切な量を使っても、体の感受性の違いや合併症の有無（たとえば、肝臓や腎臓に障害のある場合）などによって副作用が起こることもあります。あるいは、薬の量に関係なく、薬物アレルギーが起こることも稀にあります。

このように、薬とはしょせん完全なものではありません。本来は、副作用のない薬なんてありません。あったとしても、それは本来の主作用である薬としての効果もないかもしれません。このように、「良薬は口に苦し」という側面はあるのです。

もう一つ頭に置いておかなければいけないのは、薬は病気を治すための手段に過ぎないということです。最終的に病気を治すのは、人間の体です。これを「治癒力」とも言います。薬は、この「治癒力」を助けるための「よすが」に過ぎないことを忘れてはいけません。

第4章

薬の副作用を疑ったら

1 患者が知っておきたい、副作用の見きわめ方

薬を飲んだ後に、いつもとちょっと違う症状が出たときは、注意が必要です。次の症状が出たときは、副作用を疑ってください。

・胃がちくちく痛んだり、むかむかする
・下痢や便秘をする
・熱が出たり、体がだるくなる
・皮膚が痒《かゆ》くなったり、ぶつぶつが出たりする（発疹《ほっしん》）
・体のふしぶしが痛くなる
・尿が黒っぽくなる
・白目が黄色くなる（黄疸《おうだん》）
・目が痒くなったり、くちびるが腫れる
・咳が出たり、息切れがする

以上の症状は副作用として代表的なものですが、ただし、これらの症状が出ても、必ずしも

薬のせいとは限りません。余病や偶然に出た病気の可能性もあります。このため、おかしいなと思ったら、薬を止めたり、あるいはそのまま飲み続けたりする前に、まずは医師や薬剤師と相談してください。

患者にとって、副作用の見きわめ方は「症状」が唯一といって過言ではありません。自分で気づく症状（自覚症状）はもちろん、他人から指摘された症状（他覚症状）もなおざりにしないことが大切です。

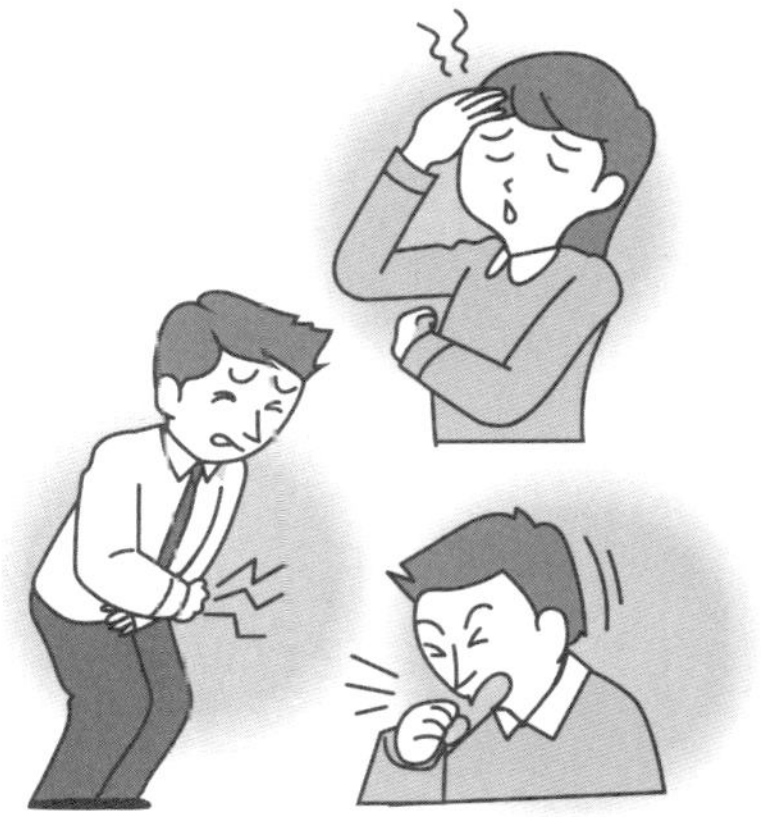

2 どんな場合に薬を止めた方がよいのか

すぐに薬を止めた方がよい場合が2つあります。

まず初めは、アナフィラキシー・ショックが疑われる場合です。アナフィラキシーとは、全身をベースにきわめて速やかに起こるアレルギー反応のことで、その結果、ショックに陥った状態をアナフィラキシー・ショックと言います（62頁参照）。

この場合には、薬を飲んでから30分以内に、ひゅーひゅー・ぜーぜーして息苦しくなったり、血圧が下がってめまいがしたり、ひどいときには気を失います（失神）。体が痒くなったり、唇が腫れたり、喉がちりちりすることもあります。このような症状が起こった場合には、すぐに近くの救急病院を受診してください。

二つ目は、「重大な副作用」が出たときです。重大な副作用とは、「死亡または障害につながるおそれのある」副作用を指し、入院相当の治療が必要になります。英語では、severe adverse effectというので、専門的には頭文字を取ってSAEと言います。このときも、薬をすぐに止めるべきです。そのままにすると重症になってしまいます。

これには、横紋筋融解症、急性腎不全、急性肝障害、顆粒球減少症、血小板減少症、間質性肺炎、悪性症候群、偽膜性腸炎、けいれん、低血糖、重症薬疹（スティーブンス・ジョンソン症候群、中毒性表皮壊死融解症など)、消化管出血など、さまざまなものがあります。

「重大な副作用」という言葉をぜひ覚えておいてください。薬を受け取るときは、医師や薬剤師に必ず「この薬の重大な副作用は何ですか?」とたずねる習慣をつけましょう。

医薬品医療機器総合機構では、一般向けに「重篤副作用疾患別対応マニュアル」をインターネット上から検索できるようにしています。

http://www.info.pmda.go.jp/juutoku/juutoku_ippan.html

また、インターネットで〔○○○○○(あなたの薬の名前) 添付文書〕と打ち込んで検索すれば、添付文書(後述)が現れ、「重大な副作用」を知ることができます。

重症薬疹

生命にかかわるような重症の発疹を指します。これには、スティーブンス・ジョンソン症候群、中毒性表皮壊死融解症、薬剤性過敏症症候群などがあります。これらを疑った場合には、まず薬を中止するとともに、ただちに入院をして、強力な治療を開始する必要があります。早期発見・早期治療が重要です。特にスティーブンス・ジョンソン症候群、中毒性表皮壊死融解症の場合は、全身の皮膚や粘膜がただれ、重症のやけどと同じ状態になります。そして皮膚や粘膜から細菌が侵入し、敗血症を介してきわめて重症となります。治療にはステロイドが使われます。

3 すぐに医師に連絡すべきこと

症状があったら、できればお薬手帳（107頁参照）を一緒に持って行き、いつからどのような薬を飲んでいるかを話してください。薬を飲み始めてから、どのくらい経って、どのような症状が出たのかを、順序立てて話してください。以前にも薬の副作用に出合ったことがあれば、そのむねを話すのも役に立ちます。

アレルギーカード（**図1**）を持っている場合には、必ず見せてください。アレルギーカードとは、薬物アレルギーや食物アレルギーのある人が携帯する、氏名とともに原因となる薬の名前や食物を書いたカードです。災害時や緊急時にも役立ちます。

医師の顔を見ると、あせったり、あわてたりしていると、要領よく話ができないこともあります。そんなときは、メモ用紙に言いたい内容を書いておくとよいと思います。

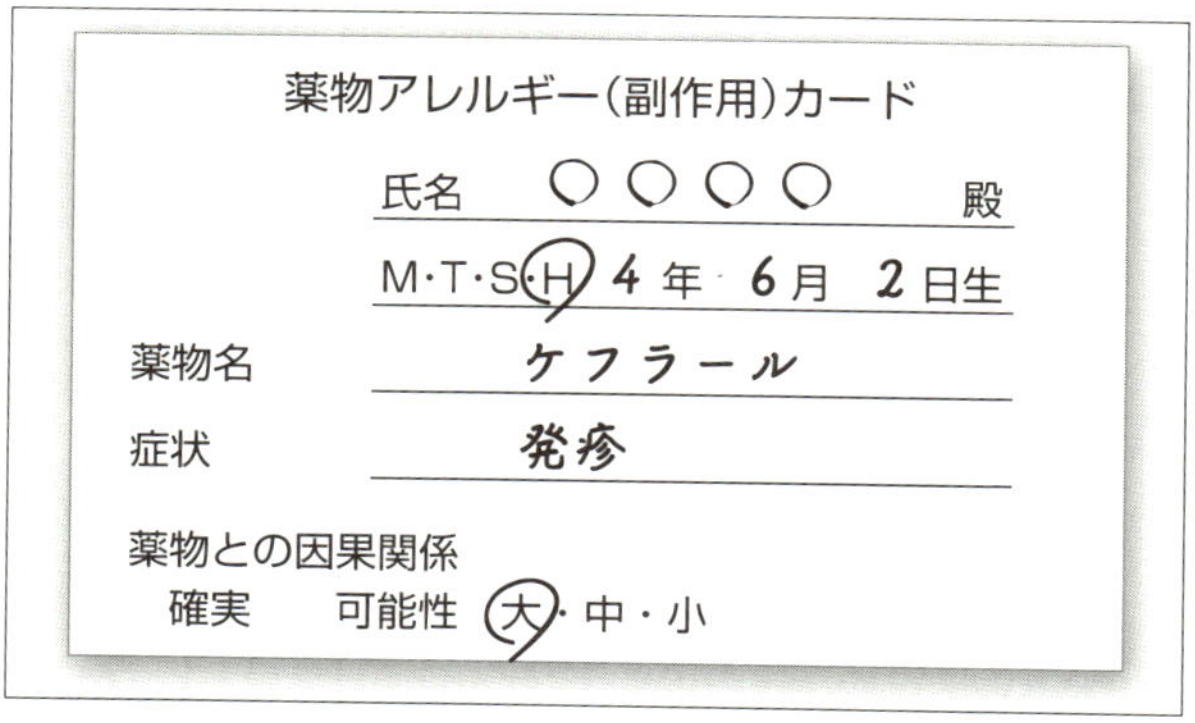
薬物アレルギー（副作用）カード

氏名　○○○○　殿

M・T・S・H　4年　6月　2日生

薬物名　ケフラール

症状　発疹

薬物との因果関係

確実　可能性　大・中・小

図1　薬物アレルギーカード（見本）

4 まずは薬剤師に相談する場合

症状がひどくないときは、まずは「かかりつけの薬剤師」に相談してください。行きつけの薬局であれば、お薬手帳も管理されていますし、電話でも気軽に相談できます。ただし、いつも違う薬局に行っていると、お薬手帳も一つにはなりませんし、相談もしにくくなってしまいます。

かかりつけ薬剤師とは、２０１６年4月から新たに始まった制度です。患者が薬局で薬剤師を指名すると、以後、同じ薬剤師が「かかりつけ薬剤師」として対応してくれます。同じ薬剤師なので、自分が飲んでいる薬のことをまとめて把握しており、薬の管理もより安全にできます。夜間・休日などでも電話対応をしてくれます。ただし、無料ではなく、「かかりつけ薬剤師指導料」として、60~１００円（3割負担の場合）を追加で支払うことになります。

かかりつけ薬剤師はいない、お薬手帳も紛失した、という場合は、いま飲んでいる薬を処方してくれた調剤薬局に相談してください。その薬局が遠方にある場合は、近所にある調剤薬局でもかまいません。どうすればよいかのアドバイスをしてくれるでしょう。

5 自分勝手な飲み方の弊害

薬を処方された量よりも多く飲んだからといって、すぐに効くわけではありません。むしろ、多く飲みすぎると、副作用や中毒症状が出ることがあります。

飲む量を勝手に減らしたり、飲む間隔を開けたりするのも止めてください。薬は、定められた量を、定められた間隔で飲むことで、初めて効くのです（5章参照）。副作用をおそれて、定められた量よりも少なく飲んだりすると、薬が効かなくなってしまいます。

服用時間も決められた通りにしてください。食前服用ではない薬を、おなかのすいたときに飲むと、胃が荒れやすくなります。

服用期間を守ることも大切です。症状がおさまったからといって服用を止めてしまうと、病気が十分に治らなかったり、再発したりすることがあります。自分勝手な判断は危険ですので、医師・薬剤師に相談をしてください。

たとえば、ステロイドを長期間飲んでいる場合には、急に止めると、症状が再燃したり（リバウンド現象）、血圧が下がってショックになったりすることがあるので（離脱症候群）、減量するときは少しずつ減らさなければなりません。ステロイドの勝手な減量は危険ですので、絶対に止めてください。

6 薬と個人差

薬の効き方や副作用にも個人差があります。副作用は、遺伝的素因、年齢、体重、余病などで、出やすくなったりすることがあります。

遺伝的素因については8章（個別化医療の項、１５３頁）を参照してください。

太っている人では薬が効きにくく、逆にうんとやせている人では薬が効きやすい傾向があります。あんまりやせすぎていると、副作用も出やすくなることがあります。このため、体重当たりで投与量を決めている薬もあります。

高齢者（65歳以上）では、薬の「代謝工場」である肝臓の機能が落ちていることがあります。薬は腎臓などから排泄されますが、腎臓の機能も年齢とともに低下します。これらに障害があると、いずれも薬の血中濃度が上がりすぎて、副作用が出ることがあります。このため、高齢者では、血中半減期（薬物の血中濃度が半減するまでの時間、46頁参照）の短い薬を使ったり、処方量を少なめにすることがあります。一種の「さじ加減」です。

子供では、薬を分解する力や排泄する力が大人より弱いため、薬の影響が出やすくなります。また、子供では副作用が出やすいので、使用を控えた方がよい薬もあります。たとえば、15歳未満の子供では、解熱鎮痛薬としてアスピリンを使うと、「ライ症候群」が起こり、重症の肝障害を起こしたり、脳に障害が出ることがあります。このため、小児用の感冒薬にはアスピリンは含まれていません。このような場合には、アセトアミノフェン（商品名：カロナールなど）がよく使われます。

妊娠中には飲んではいけない薬があります。たとえば、関節リウマチの治療に使われるメトトレキサート（商品名：リウマトレックス、メトレートなど）は、妊娠を希望する女性は飲むことができません。それは胎児奇形が起こりやすくなるからです。

特に、赤ちゃんの心臓などができあがるまでの期間（妊娠3カ月）までは、できるだけ薬を飲まないようにすべきです。ただし、市販の風邪薬、頭痛薬、胃腸薬などを短期間飲むのは大丈夫です。

授乳期には、薬を飲んでいると、その一部が母乳中に移行することがあります。薬の種類によって母乳への移行の程度が違うので、服用してよいか医師と相談してください。解熱鎮痛薬、向精神薬などは、母乳中に移行しやすい薬ですので、長期連用は控えるべきでしょう。

7 薬に関する情報、制度など

インターネットで薬の情報を得るには

処方された薬には、シートに製品名、マーク、製品番号などが書かれています。それを手がかりにして、それぞれの製薬企業の「消費者くすり相談窓口」に問い合わせることができます。インターネットで検索するために、薬情報に関するウェブサイトを書いておきます。

・**医薬品医療機器総合機構（ＰＭＤＡ）**

一般向けに「患者向医薬品ガイド」を載せています。添付文書の内容や重篤副作用疾患別対応マニュアルをみることもできます。また電話相談もできます。

https://www.pmda.go.jp/safety/info-services/drugs/items-information/guide-for-patients/0001.html

電話：０３－３５０６－９４５７　午前9時～午後5時（月～金／祝日・年末年始を除く）

・**くすりの適正使用協議会（くすりのしおり）**

薬の検索画面になっていて、知りたい薬を調べることができます。

http://www.rad-ar.or.jp/siori/

・**日本製薬工業協会（消費者くすりの相談窓口）**

会員会社のくすり相談窓口の一覧が紹介されているので、製薬会社の名前がわかれば、検索することができます。
http://www.jpma.or.jp/medicine/window/
その他、前述したように、あなたの薬の添付文書は、〔薬の名前　添付文書〕でも検索することができます。

添付文書とは

添付文書とは、薬の効能などが書いてある「効能書」とも言えます。英語では、パッケージ・インサート（package insert）と言います。製剤の箱（パッケージ）に必ず入っている書類という意味です。

添付文書は、薬機法（医薬品医療機器等法）に基づくただ一つの法的根拠のある医薬品の情報源です。このため、医事係争の際には、添付文書に書かれている用量・用法にのっとって使ったかどうかが問われます。また、薬の健康被害救済も、添付文書通りに薬を使った場合のみが対象になります。ちなみに薬機法とは「医薬品、医療機器等の品質、有効性及び安全性の確保等に関する法律」で、従来の薬事法から２０１４年11月に名称が変更されて施行されました。

添付文書には、

①作成または改訂年月
②日本標準商品分類番号
③薬効分類名（たとえば鎮痛・抗炎症剤）

④規制区分（たとえば向精神薬）
⑤名称（一般名と商品名）
⑥警告
⑦禁忌（投与してはいけない場合）
⑧組成・性状
⑨効能・効果
⑩用法・用量
⑪使用上の注意……慎重投与、重要な基本的注意、相互作用（併用禁忌、併用注意）、副作用（重大な副作用、その他の副作用）、高齢者への投与、妊婦・産婦・授乳婦等への投与、小児等への投与、臨床検査結果に及ぼす効果、過量投与、適用上の注意など
⑫薬物動態
⑬臨床成績
⑭薬効薬理
⑮有効成分に関する理化学的知見
⑯取り扱い上の注意
⑰承認条件
が書かれています。

添付文書は、前述した方法などでインターネットでも見ることができます。

さらに、これを補完する役目を有する「医薬品インタビューフォーム」（その薬に関する網

羅的な情報集）があり、これもインターネットで見ることができます。

薬の再審査制度

新たに承認された薬は、一定期間内に有効性、安全性を再確認するために再審査制度の対象となります。再審査期間は、新有効成分含有医薬品では８年、稀少疾病用医薬品（オーファン・ドラッグ、１７１頁参照）では10年、新効能医薬品では４年、新配合剤・新投与経路医薬品では6年などと規定されています。

再審査期間中に、製薬企業は、①使用成績調査、②特定使用成績調査、③製造販売後試験などの製造販売後調査を実施し、副作用・安全性報告などの結果とともに、承認後２年間は半年ごと、その後再審査期間終了までは1年ごとに厚労省に報告する必要があります。これらの結果をもとに、薬の再審査が行われます。

市販後全例調査

我が国での治験（１２５頁参照）症例が少ない場合や、重い副作用が出る可能性がある場合などでは、薬の承認条件として、目的症例数に到達するまで（たとえば三千例）、全例調査を義務づけられる場合があります。抗がん剤や関節リウマチにおける生物学的製剤（分子標的治療薬、１４８頁参照）の一部はこの対象となっています。薬の副作用を最小限にするリスク管理計画の一つです。これによって、薬の重大な副作用のリスク因子がわかることがあります。

たとえば、関節リウマチの薬のレミケードでは、市販後全例調査を行った結果、ニューモシスチス肺炎（カビの一種によって起こる特殊な肺炎）がレミケードを使った患者に欧米の数倍以上の頻度で多いこと、なりやすい要因（リスク要因）がわかったこと、カビの予防薬であるＳＴ合剤（商品名：バクタ）を使うと予防が可能なこと、などが明らかになりました。市販後全例調査は、製薬企業の負担もさることながら、得られるメリットも大きいのです。

このような調査の一環として、市販直後調査もあります。市販直後調査は新薬販売開始後の6カ月間を対象に、医療関係者に対して適正使用上の情報提供と副作用の収集が求められています。

副作用を主作用に変えて開発された薬

薬が販売されるためには必ず治験が必要ですが、治験中の副作用が幸いして、別の病気の薬になった場合があります。

シルデナフィル（商品名：バイアグラ）は、もともとは狭心症の治療薬として開発されました。ところが、治験中に患者さんが勃起《ぼっき》をするという副作用が起こり、これが勃起不全治療薬の誕生につながりました。今ではジェネリック医薬品が出るほどの人気です。

若ハゲ（男性型脱毛症）に対して使われるフィナステリド（商品名：プロペシア）は、当初は前立腺肥大に対する治療薬として開発されていました。ところが、治験中に患者さんの毛髪が黒々としてきたのです。フィナステリドは、前立腺で男性ホルモンが働かないようにする薬ですが、毛根で男性ホルモンが働かないと、若ハゲに効く可能性があるのです。ただし、若ハゲが治るほどの効果までは期待できませんので、念のため。

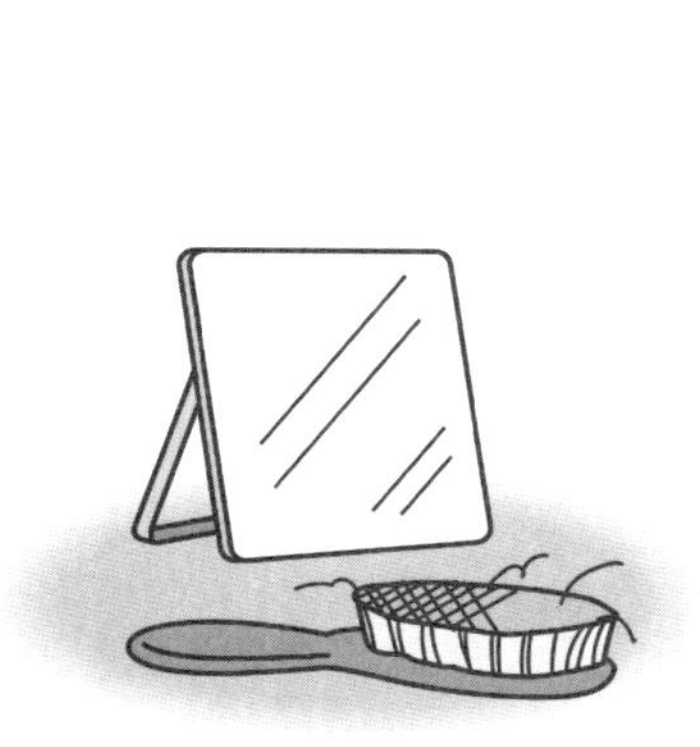

第5章

薬の飲み方・使い方

1 なぜ飲む時期が決められているのか

薬が効くためには、血中の薬の濃度が十分高いところ（有効濃度）まで到達する必要があります。通常、一日3回服用の薬では、決められた量を飲めば、薬の有効濃度が4～6時間続くようになっています（**図1**）。薬は肝臓で分解され、やがて尿中に出ていきます。このため、薬の効果がなくなる前に次の薬を飲むことが必要になるので、通常は一日3回、飲むことになります。

これと同様に、一日1回の薬は24時間、週1回の薬は7日間、それぞれ効果が持続するということです。

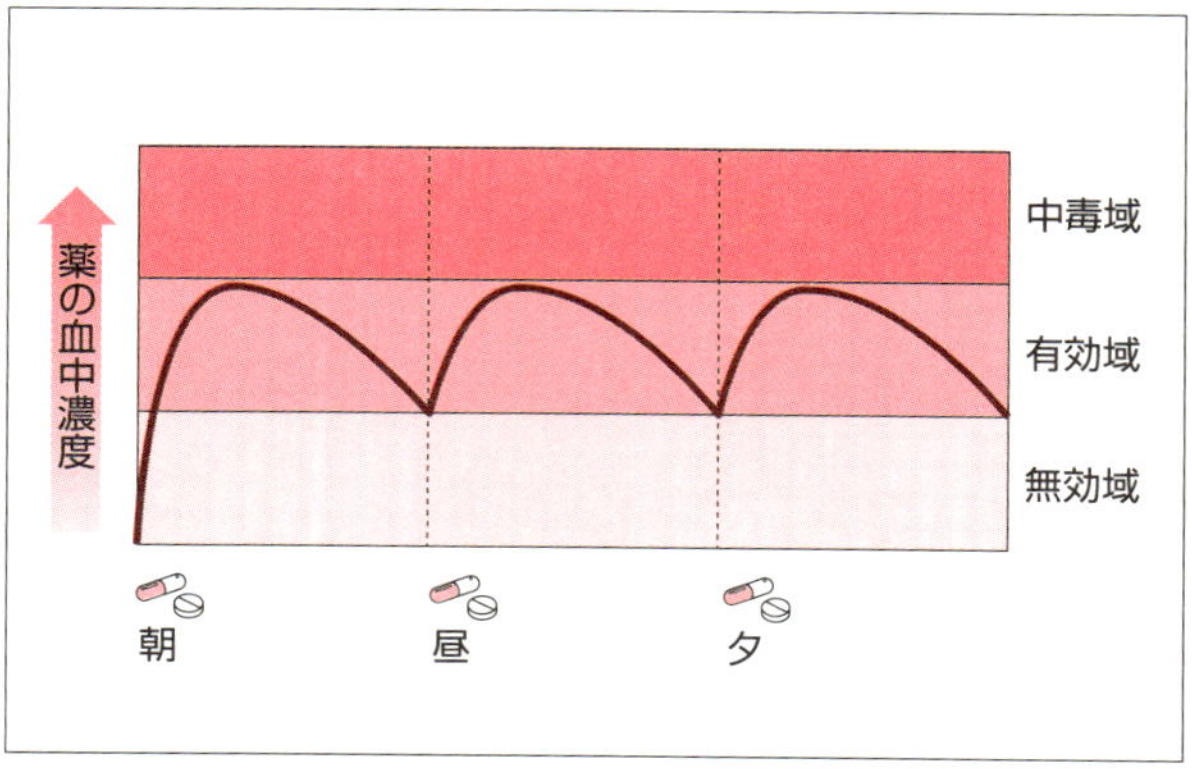

図1　薬の血中濃度（1日3回服用の場合）

2 いつ飲めばよいのか——食前・食後・食間・就寝前など

薬の飲み方を**図2**に示します。

通常は、食後に飲みます。「**食後**」とは、食事が終わって20～30分以内を指します。食べ物と一緒に吸収されやすいですし、胃も荒らしません。食後の方が消化管の消化・吸収能力が高まり、蠕動《ぜんどう》運動も盛んになるためです。

よく「食後30分なんていうと忘れてしまうので、食直後ではいけませんか？」という質問を受けます。多くの場合、「**食直後**」でも構いません。それに、あんまり時間が経つと飲むのを忘れてしまいます。特に、消化を促進する薬は、食直後のほうが効きます。

「**食前**」は、食事の20～30分前に飲みます。吐き気止めや食欲を出させる薬は、食前がお勧めです。

糖尿病の薬でも、消化管からの糖の吸収を抑えるα《アルファ》グルコシダーゼ阻害薬（商品名：ベイスン、グルコバイなど）は、「**食直前**」に服用することが必要です。食べ物が入ってくる前に効かせる必要があるからです。

速攻型インスリン分泌促進薬（商品名：スターシス、グルファストなど）は、膵臓に作用してインスリンの分泌を促すため、食直前に服用すると、食後の血糖値が適度に下がります。ところが、食後に飲むと、食後の血糖値上昇のときに薬が効かず、血糖値が正常化してから効き

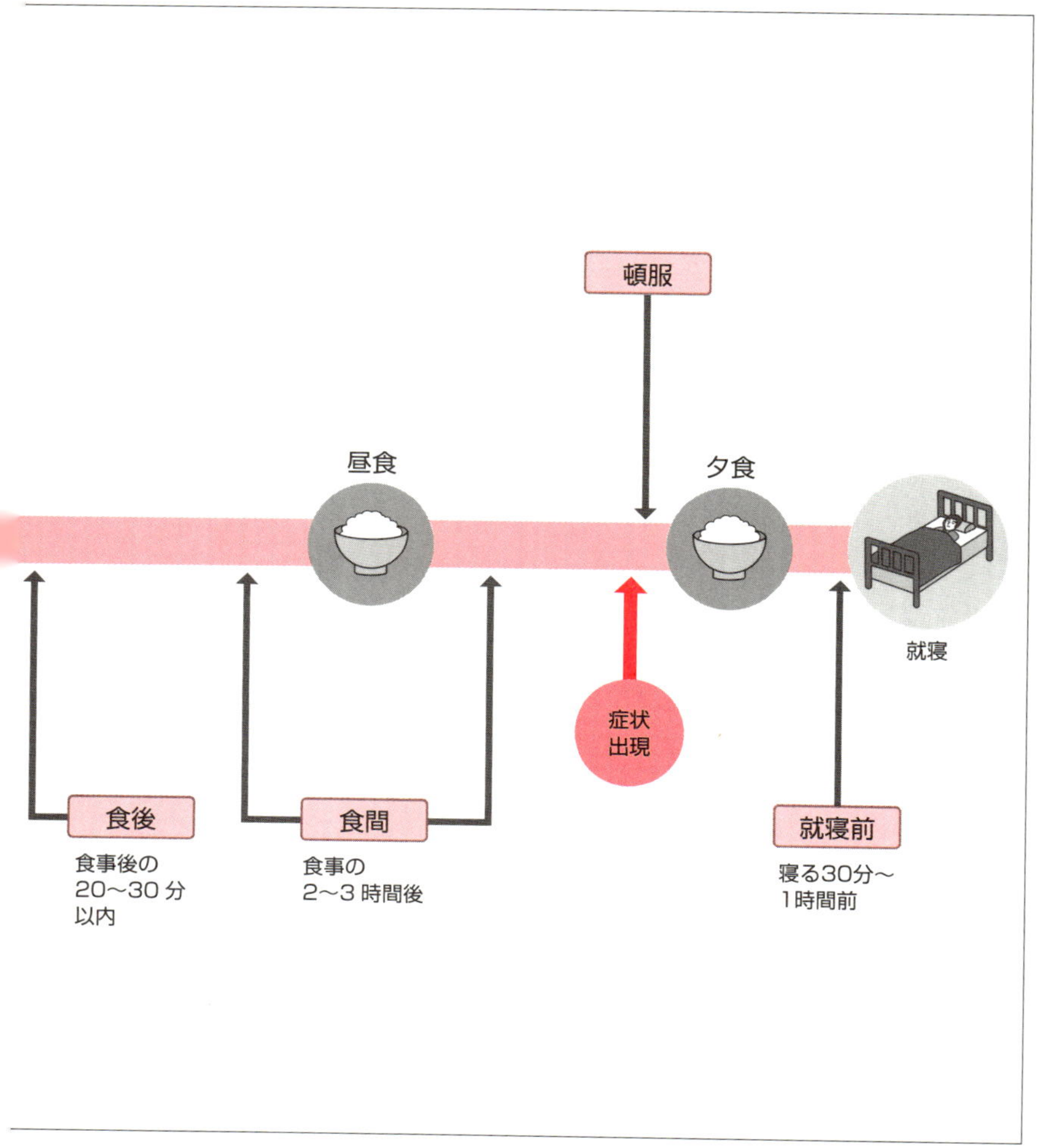
頓服
昼食
夕食
就寝
症状出現
食後
食事後の20～30 分以内
食間
食事の2～3 時間後
就寝前
寝る30分～1時間前

出すため、低血糖を起こしてしまいます。ちなみに、通常の糖尿病の薬は、食後に飲むものがほとんどです。このため、糖尿病の薬は、特に飲む時間帯に注意をしてください。低血糖は、異常な空腹、発汗、震え、意識の混乱などを起こす危険な副作用です。

「朝食前」に飲む薬もあります。抗結核薬のリファンピシン（商品名：リファジン）は、食後に飲むと、食べ物が薬の吸収を抑えるため、血中濃度が十分に上がらないことがあります。このため、一日1回朝食前に服用します。

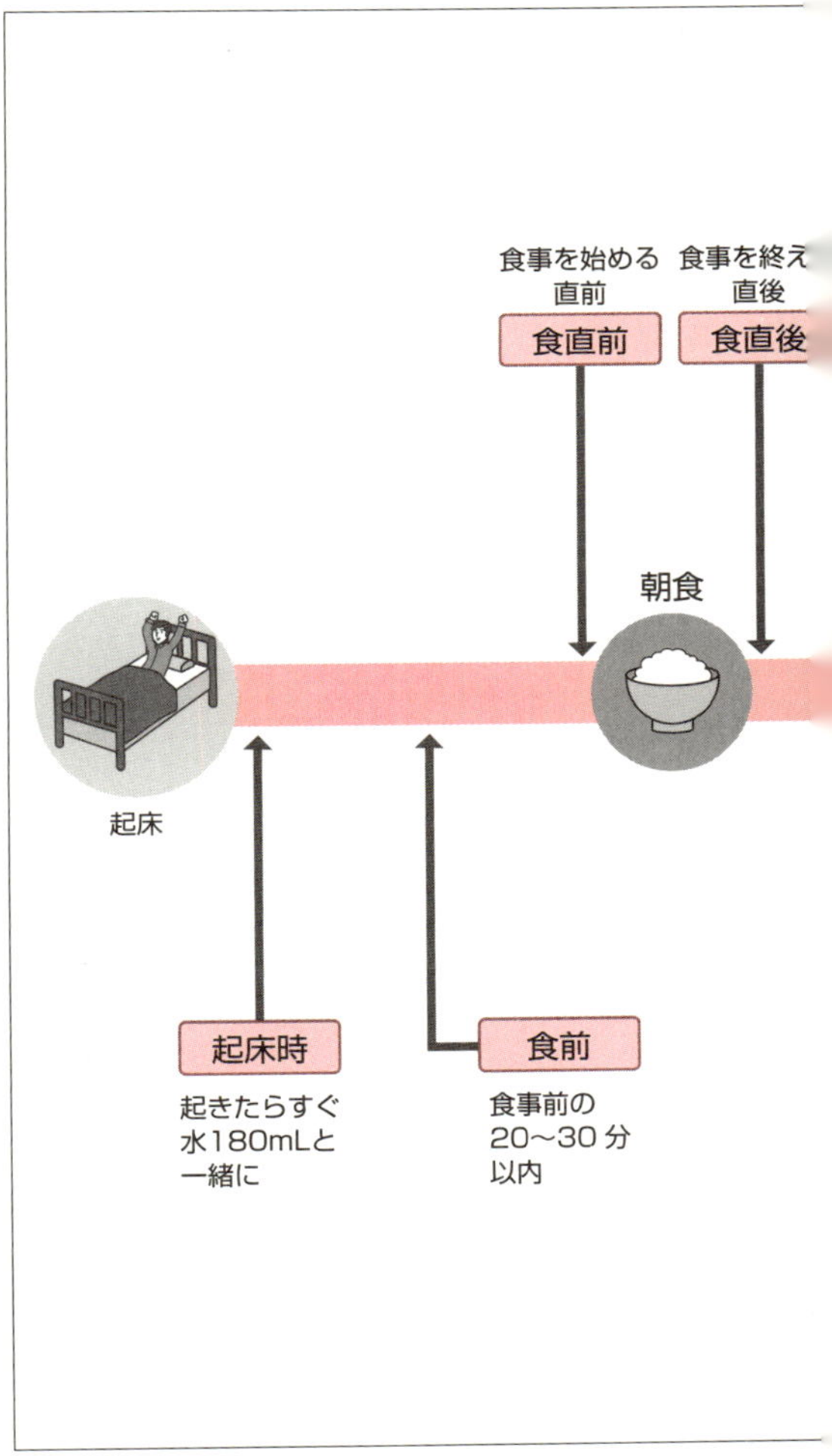

図2　薬の飲み方

「**起床時**」に飲む薬もあります。骨粗鬆症《こつそしょうしょう》の治療に使われるビスホスフォネート系の薬（商品名：ボナロン、アクトネルなど）は、起床時に水１８０ccと一緒に飲みます。食事の中のカルシウムやマグネシウムなどと一緒になると、吸収されにくくなるからです。ただし、十分量の水と一緒に飲まないと、食道などにくっついて食道炎や食道潰瘍を起こす原因になるので、注意してください。

「**食間**」とは、食後およそ2〜3時間経ってから飲む薬です。当然ですが、ごはんの一膳目と二膳目の間ではないので、間違えないでください。漢方薬は食前あるいは食間に飲みます。

糖尿病の薬でも、シタグリプチン（商品名：ジャヌビア、グラクティブ）は、インスリンの作用を強めるインクレチンというホルモンの分解を阻害することによって、血糖降下作用を発揮します。このため、この薬は食事に関係なしに飲んでも大丈夫ですが、いつも「**決められた時間**」に飲んでください。

「**就寝前**」に飲むのは、睡眠薬、下剤や逆流性食道炎などの薬（商品名：ガスターなど）です。よく「寝る直前に睡眠薬を飲んだけれど、効かない」と文句を言う人がいますが、就寝前とは、寝る30分から1時間前です。薬が効いてくるまでの時間が必要です。寝しなに飲んだのでは、遅すぎます。

「**頓服**《とんぷく》」というのは、症状があったときにだけ飲む薬です。たとえば頭痛薬、鎮痛薬などです。頓用とも言います。

3 月に1回しか飲まない薬とは

骨粗鬆症の薬のミノドロン酸（商品名：ボノテオ、リカルボン）は、月1回起床時に飲む薬（50㎎錠）ができました。同系統のリセドロン酸ナトリウム（商品名：ベネット）も同じく月1回投与の薬があります（75㎎錠）。同じくイバンドロン酸ナトリウム（商品名：ボンビバ）も月1回投与ですが、こちらは静脈内投与（注射薬）もあります。

統合失調症の治療薬でアリピプラゾール（商品名：エビリファイ）という飲み薬があります。もともとは一日1～2回飲む薬ですが、２０１５年から月1回の筋肉注射で済む剤型が新たにできました。エビリファイ持続性水懸筋注用が正式名称ですが、海外では「エビリファイメンテナ」と呼ばれています。患者の利便性がよいだけではなく、副作用も少ないことが期待されています。

これらの薬は、患者の利便性を考慮して、アドヒアランス（１４７頁参照）を高めるために作られた薬です。

最近では、さらに進んで6カ月に1回投与すればよいという薬も出ています。骨粗鬆症などで使われるデノスマブ（商品名：プラリア）は6カ月に一度の皮下注射で十分です。

このように、これからも患者さんの利便性を高める試みがさらに行われるでしょう。

4 何と一緒に飲めばよいのか

コップ1杯の水で飲むのがお勧めです。水の代わりに、湯冷ましやぬるま湯でもかまいません。アルコール類、お茶、ジュースなどで飲むと、飲み物に含まれる成分との相互作用で、薬の効果が出にくくなったり、逆に副作用が出たりすることがあります。

たとえば、アルコールと抗不安薬（商品名：リーゼ、デパスなど）や睡眠薬（商品名：ハルシオン、レンドルミンなど）を一緒に飲むと、作用が増強し、翌日まで効いてしまうことがあります。コーヒーは、気管支喘息の薬であるテオフィリン（商品名：テオドールなど）の作用を増強します。

牛乳は、日常よく使う抗菌薬であるニューキノロン系抗菌薬（商品名：クラビットなど）、セフェム系抗菌薬（商品名：ケフラールなど）と一緒に飲むと、薬とカルシウムが結合して薬の吸収を抑え、薬が効きにくくなることがあります。

よく貧血を改善させる造血剤（商品名：フェルム、テックールなど）は、お茶と一緒に飲んではいけないと言います。鉄分がお茶に含まれるタンニン酸と結合するのがよくないと言われています。しかし、実際にはお茶の中のタンニン酸と結合する鉄分はごく少量ですので、効果には影響はありません。でも、水が一番、安全です。

水なしで飲むのも、よくありません。薬が喉《のど》や食道にひっかかる危険性が高まります。カプセルは飲み込む途中で、喉や食道の粘膜にくっついてしまうことがあります。いずれも食道炎や潰瘍を起こすもとになりますので、避けた方がよいでしょう。

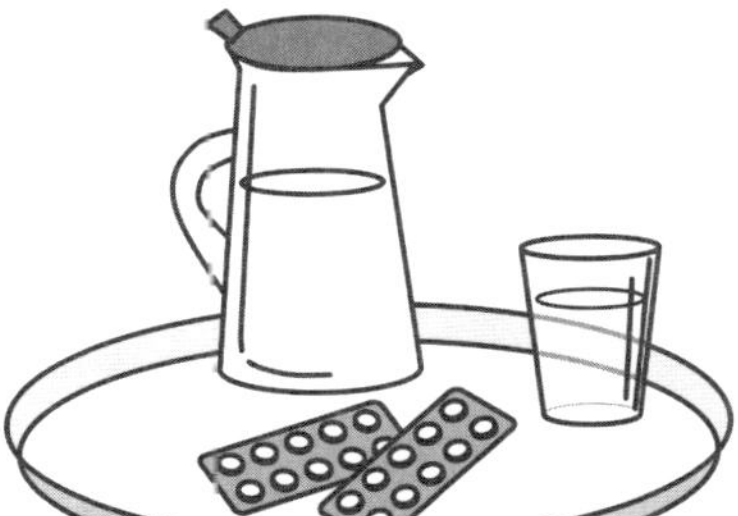

5 薬を飲むのを忘れたときの対応は

薬によって違いますが、一般的には、飲み忘れに気がついたときに服用し、次回の服用時間をずらします。ただし、糖尿病の薬によっては、食後に飲むと低血糖症状を起こしてしまうことがあるので、要注意です。2回分を1回で飲むのは、止めてください。効きすぎて、副作用が出ることがあるからです。

服用時間のずらし方は薬によって異なります。事前に医師・薬剤師に飲み忘れの対処法を聞いておきましょう。いずれにしても、わからないときは主治医や薬剤師と相談するのが安心です。

6 薬を飲み忘れないようにするためには

薬を処方されたら、薬を目につくところに置いておくことで、飲み忘れがなくなります。

１カ月分の薬カレンダーを作るのもお勧めです。薬カレンダーは、１週間分の薬を朝、昼、夕、寝る前の４つのポケットに入れるもので、市販品があり、調剤薬局で買えます。

ピルケースやピルボックスに曜日ごとに分けて入れておくのもよいと思います。どうしても自分で管理できない場合には、家族に管理を頼む方法もあります。

飲む薬が何種類もある場合には、薬を一回分ごとに「一包化」してもらうのもよいでしょう。この場合には、あらかじめ医師、薬剤師にそのむねを依頼してください。

ＩＴに強い人は、スマートフォンの「服薬管理アプリ」が便利です。薬剤名、服用量、服用回数、飲む時間などをあらかじめインプットしておくと、服薬時間が来たらアラームで知らせてくれるという優れものです。

7 薬物乱用について

薬を繰り返し乱用して止められなくなる場合を、薬物依存と言います。

もっとも多いのは睡眠薬や精神安定剤などです。エチゾラム（商品名：デパス）、フルニトラゼパム（商品名：ロヒプノール、サイレース）、トリアゾラム（商品名：ハルシオン）、ゾルピデム（商品名：マイスリー）などが有名です。眠れないから、イライラするからと、だんだんと量を増やしているうちに、止められなくなることがあります。ひどい場合には、わざと処方されていることを申告せずに、複数の医療機関から同じ薬を処方してもらう患者も中にはいます。しかし、これらの薬を乱用しているうちに、飲まないと症状がかえってひどくなってしまうことがあります。これを退薬《たいやく》症状あるいは離脱《りだつ》症状と言います。

鎮痛薬や頭痛薬も薬物依存になることが多い薬です。特に麻薬系鎮痛薬（よく使われるのは商品名でアンペック、MSコンチン、フェンタニルなど）などは、麻薬免許をもっている医師しか処方できません。これらの薬は長期に使えば、依存性が出てきます。米国のスーパースターと呼ばれた歌手や俳優が急死したケースでは、これらの薬が原因となっている人たちがいます。

非麻薬系鎮痛薬（よく使われるのは商品名でソセゴン、ペンタジン）にも依存性がありますので、要注意です。医師や看護師などの医療関係者が、入手しやすいため使っているうちに、依存症になってしまう事件がたびたび報道されています。麻薬ではないといっても、長期使用していると、習慣性が出てしまうのです。

咳止め（鎮咳剤《ちんがい》）は、有効成分としてコデインが入っているものは要注意です。コデインは麻薬の一種ですが、市販の咳止めにも少量だけ入っているものがあり、麻薬の取り扱いは受けていないものがあります（アネトン咳止めなど）。市販の咳止めシロップを一気飲みして入院した有名人もいましたね。

「過ぎたるは及ばざるがごとし」なのです。

8 いろいろな剤形の工夫

内服薬

「錠剤」は、どこにでも持ち運びでき、保管も楽です。苦い味を隠したり、胃の中で溶けないようにコーティングされているものもあります。

「カプセル剤」は、液状や粉状の薬をカプセルの中につめたものです。錠剤よりも効果が速く出ます。

「口内崩壊錠」といって、水なしで飲める薬もあります。**「OD錠」**とも言い、口の中で溶けるタイプです。嚥下障害のある人や子供にも便利です。高血圧の薬のアムロジピン（商品名：アムロジン、ノルバスク）、胃潰瘍の薬のランソプラゾール（商品名：タケプロン）、抗アレルギー薬のフェキソフェナジン（商品名：アレグラ）などでもOD錠が用意されています。

薬が飲み込みにくい子供や高齢者のために、**「ゼリー剤」**もあります。

「チュアブル錠」とは、口の中でかみくだいて溶かすタイプです。抗アレルギー薬のモンテルカスト（商品名：シングレア、キプレス）にはチュアブル錠もあり、子供が飲むのに便利です。

「バッカル錠」とは、口の中でなめて溶かす薬です。喉が痛いときに使う臭化ドミフェン（商品名オラドール）のトローチが有名です。

「舌下錠」は、狭心症などで使う硝酸イソソルビド（商品名：ニトロール）に代表される薬です。舌下からの吸収がよいので、狭心症の発作時では舌の下で溶かすように使われます。

「散剤（粉薬）」は、飲みにくいけれど、速く吸収されるという特徴もあります。簡単に量が調節できるので、体重や年齢に合わせた処方ができます。

粉薬の苦さを抑えたり、飲みやすくするために、**「顆粒剤」**、**「ドライシロップ**（水に溶かして服用する）**」**などもありますが、主に子供向きです。

外用薬

口から飲まない薬もあります。気管支喘息では、**「吸入薬」**があります（商品名：サルタノールインヘラー、メプチンエアー、オルベスコインヘラーなど）。最近では、狭心症予防薬の「スプレー」（商品名：ニトロールスプレー）もあります。

皮膚に貼る薬もあります。まず、**「湿布薬」**（商品名：モーラスパップ、ロキソニンパップなど）です。湿布薬は、**「パップ剤」**と**「テープ剤」**に大別されますが、使いやすい方を使えば、どちらでもよいと思います。狭心症予防薬も貼り薬があります（商品名：フランドールテープなど）。

「坐薬」は、お尻の穴から入れる薬で、直腸粘膜が効率よく薬を吸収することを利用しています。座って飲む薬ではないと話をすると、皆さんが笑ってくれます。消化管を荒らさないという利点もあり、赤ちゃんにも便利です。解熱鎮痛の目的でよく使われます（商品名：ボルタレンサポ、カロナール坐剤など)。

このほか、**軟膏、ローション、点眼薬、点耳薬**など、いろいろな剤型があります。

注射薬

注射とは、針を使って直接、体の中に薬を投与する方法です。薬を飲んだり(内服)、貼ったり(貼付)するよりも速やかに効果が出ます。薬を飲んだ場合には、薬が体内で代謝・分解されてしまうために、多めに投与することが必要です。しかし、注射の場合には、より少量の投与で済みます。また、薬を飲めない患者にも投与できます。

ただし、注射の場合には、血中濃度が急激に上昇するために、副作用が突然、あるいは強く出る場合があります。内服の場合には、飲みすぎたら、吐かせたり、胃を洗うこともできますが(胃洗浄)、注射の場合にはそれができません。注射した薬は、取り返しがつかないのです。

針を使うため、出血、感染、神経損傷などの問題を起こす可能性もあります。その昔、予防接種の際に注射針を取り換えずに使い回しをしたため、C型肝炎ウイルスが伝播してしまった事件は有名です。また、乳児では太ももに注射をするのですが、組織が傷ついて大腿四頭筋拘縮症《だいたいしとうきんこうしゅくしょう》の原因となることもあります。注射をする医師や看護師などが、誤って針を自分に刺してしまう「針刺し事故」も無視できません。医師や看護師がB型肝炎やC型肝炎に感染してしまう危険性もあるのです。

このため、注射をする場合には、メリットとデメリットとをよく考えることが大切です。よく子供を叱るときに、「お医者さんに言いつけて注射をしてもらうわよ！」などとおどかす親がいます。それに、注射ばかりする「注射医者」も昔はいました。いずれもあまりほめられたものではありません。

ちなみに、大相撲で八百長のことを「注射する」と言いますが、これは「打てば（頼めば）、すぐ効く（勝つ）」ということからきているそうです。

◆注射の種類

注射には、目的に応じていろいろな種類があります。

①**皮内注射**：皮膚の表皮と真皮の間に注射します。ツベルクリン反応、アレルギー反応などの検査目的で行われます。投与量は０・１mL前後と少量です。

②**皮下注射**：皮下組織に注射する場合です。薬がゆっくりと吸収されるため、ワクチン接種などで用いられます。投与量は１mL前後です。

③**筋肉内注射**：筋肉内に注射をし、皮下注射より吸収が速いのが特徴です。ただし、筋肉の中には血管や神経が走っているため、注意が必要です。抗生物質の投与などに用いられます。投与量は１mL～数mL前後です。

④**静脈注射**：静脈内に直接、薬を注入する方法です。用量の制限がなく、効果ももっとも速く出ます。50mLまでは注射器で一度に投与しますが、１００mL以上になると「点滴」をします。輸液というのは、点滴で１００mL以上の水分や栄養分を注入することを指します。時間をかけてゆっくりと点滴をする場合には、輸液ポンプも使います。このほか、高カロリー輸液が

必要な場合には、鎖骨下静脈を使います（中心静脈栄養）。静脈注射には注射をする人の「技術」（腕）が必要です。へたくそな人が何度も失敗して、痛い思いをしたのは私だけではないはずです。かくいう私も、研修医の頃に患者さんに痛い思いをさせたことがあります。

⑤肝がんなどでは、肝動脈などに直接、薬を入れることがあります。髄腔内注射は、脊椎麻酔などで使われます。歯医者では、歯茎に麻酔液を注射することもあります（浸潤麻酔）。注射は、医師や看護師が行います。しかし、注射を何度もしなければならない場合（たとえばインスリンなど）では、患者が自分で注射をすることもできます（自己注射）。

◆自己注射の製剤

自己注射は、以前は薬の入ったバイアルから注射器で必要な量を取ってから、注射をしていました。しかし、今はあらかじめ注射液が注射器の中に入っているプレフィルド・シリンジのタイプになり、便利になりました。

ペン型注入器は、ペン（万年筆）の形をしていて、繰り返して使えます。インスリンの自己注射などで使われます。インスリン入りカートリッジと注入器用注射針を本体にセットして使います。注射針にはいろいろな太さがありますが、1回ごとに廃棄、交換します。

注入器一体型は、ディスポ型キットセットで、使い捨てです。関節リウマチでは、このタイプがよく使われるようになりました。たとえば、エタネルセプト（商品名：エンブレル）、アダリムマブ（商品名：ヒュミラ）、トシリズマブ（商品名：アクテムラ）、アバタセプト（商品名：オレンシア）などがあります。1回分の注射量があらかじめ注射器に入っているので、全量を皮下注射します。ハンディなので、どこにでも携帯可能です。
なお、針は医療用廃棄物ですので、必ず所定の方法で廃棄してください。

9 OTC医薬品とは

調剤薬局やドラッグストアで、医師の処方箋なしに買える薬です。Over The Counter（薬局のカウンター越しに直接買える薬）を略してOTC医薬品と言います（**表1**）。一般には、症状を緩和する薬が中心です。ただし、一定の期間以内に症状が治らなかったら、医師を受診してください。

OTC医薬品には、「要指導医薬品」と「一般用医薬品」があります。「要指導医薬品」とは、医療用に準ずるもので、薬剤師からの情報提供を受けた上で購入できます。ロキソプロフェンの外用剤（商品名：ロキソニンSテープ）などがその例です。「一般用医薬品」は、そのリスク区分として第1類から第3類まであります。インターネットでの通信販売も可能です。第1類は、薬局の中で、お客から手の届かない場所に置いてあり、薬剤師からの指導や文書での情報提供が必要です。胃腸薬(商品名：ガスター10S)、育毛剤(商品名：リアップ）などがあります。第2類は、ほとんどの風邪薬や解熱鎮痛薬が中心、第3類は整腸剤、ビタミン剤などです。

最近では、医療用医薬品の中で安全性と使用実績が確認されているものは、一般用医薬品に転用されて販売されるようになりました。これを「スイッチOTC」と言います。

表1　OTC医薬品の分類

要指導医薬品		**医薬品として製造販売の承認を受けてから一定期間を経過していない医薬品、毒薬、劇薬** **・薬剤師から当該医薬品に関する情報提供を受けてから購入** **・お客から手の届かない場所に陳列** **・インターネットなどでの通信販売はできない**
		■主な薬:エパデールT、エフコート、クラリチン EX、ルミフェン、ロキソニンS テープなど
一般用医薬品	第1類医薬品	**一般用医薬品の中で、特にリスクが高い薬** **・薬剤師から当該医薬品に関する情報提供を受けてから購入** **・お客から手の届かない場所に陳列** **・インターネットでの通信販売可能**
		■主な薬：アクチビア軟膏、アシノンZ、アネトンせき止め顆粒、ガスター10S、トランシーノ、バファリンEX、ミルコデ、リアップ、ロキソニンS など
	第2類医薬品	**一般用医薬品の中で、比較的リスクが高い薬** **そのうち特に注意を要するものを指定第2類医薬品という** **・薬剤師および登録販売者から必要に応じて情報提供を受けて購入** **・インターネットでの通信販売可能**
		■主な薬：〔2類〕カコナール、ガストール、キャベジンコーワ、コーラック、トラベルミン、パブロン鼻炎カプセルZ など 〔指定2類〕アスゲンかぜ総合錠、イブクイック頭痛薬、こどもパブロンせき止め液、コンタック600プラス、ダマリンエース、ナロンエースなど
	第3類医薬品	**一般用医薬品の中で、比較的リスクが低い薬（第1類、第2類以外の薬）** **・薬剤師および登録販売者から購入。法令上の定めはない** **・インターネットでの通信販売可能**
		■主な薬：アクテージAN、イソジンうがい薬、キヨーレオピン、チョコラBBプラス、パンシロンN10、ビオフェルミンVC など

2017年3月現在

10 健康食品とは

テレビやインターネットなどで、病気の改善をうたったさまざまな「健康食品」が紹介されています。ただし、これらは、必ずしも効果に関して十分なエビデンス（科学的な根拠）が蓄積されていないものもあります。たとえば、コンドロイチンとかヒアルロン酸などはよくテレビで変形性関節症に効くと宣伝されていますが、内服で用いた場合では、胃の中に入れば、胃液で壊されてしまい、肝心の関節には届きません。

ただし、例外として、国が特定の機能の表示を許可した製品があります。「特別用途食品」は、乳児用、幼児用、妊産婦用、病者用などに用途を限定した食品です。低タンパク食品、アレルゲン除去食品、総合栄養食品などがこの部類に入ります。

「特定保健用食品」は、国がその効果を認めている製品です。トクホとも呼ばれます。たとえば、「コレステロールが高めの方に適する製品」などの表示が認められています。

「栄養機能食品」は、食事だけでは補給できない場合に使用するものです。たとえば、ミネラル5種類、ビタミン12種類について、国が規格基準を定めています。

11 お薬手帳を上手に使おう

薬局での服薬指導

服薬指導とは、薬剤師が患者に対して薬に関する正しい情報を伝え、正しく服薬するように指導するものです。医療用の薬のみでなく、一般用の薬でも行われます。薬剤師法で、薬剤師の義務として明記されています。薬の説明書は内容がむずかしいので、その内容をわかりやすく解説してもらうのもよいでしょう。

お薬手帳とは

自分が処方されている薬の名前・量・日数・使用法などが記録されている手帳のことです。もともとは、1993年に抗がん剤と抗ウイルス薬とが別々の医療機関で処方され、相互作用が原因で患者が何人も死亡した事件がきっかけとなり、お薬手帳ができました。

お薬手帳を使うことで、自分がどんな薬を飲んでいるのかが確認できます。また、薬の飲み合わせは大丈夫か、重複はないか、などについて、医師や薬剤師がチェックすることができます。これまでに薬で副作用やアレルギーが出たことがある場合や、災害時や急に病気になった場合などには、医療機関に正確な情報を伝えることもできます。東日本大震災のときは、このお薬手帳がとても役に立ったそうです。
最近では、電子お薬手帳アプリも開発され、スマートフォン上で使うこともできます。

複数の持病がある場合に

持病が複数あり、異なる医療機関で治療を受けている場合には、お薬手帳が非常に役に立ちます。薬の名前は違っても、同じような効果をもつ薬が重複して処方されるような事態を避けることができます。

また、薬の相互作用（6章、114頁参照）のチェックは、医師や薬剤師でないとできません。お薬手帳を使うことで、薬の副作用・相互作用を減らすこともできます。ただし、この場合は、お薬手帳は1冊にまとめてください。薬局ごとに複数のお薬手帳をもっていると、薬の相互作用のチェックができないことがあります。

自分が飲む薬をよく知っておくこと

お薬手帳を自分で見ることで、自分が飲んでいる薬の名前を正確に知ることもできます。それができれば、副作用を疑ったときに、自分で調べることもできます。まず、己（自分の飲んでいる薬）を知らなくては、敵（病気）とは戦えません。

薬局のサービスを利用するためにも

薬局でのサービスを受けるためにも、必ずお薬手帳を持参しましょう。また、薬局に頼めば、異なる薬局からもらったお薬手帳をまとめて一冊にしてもらうことができます。

身近で相談しやすい薬局を「かかりつけ薬局」として活用することが大切です。もしも「かかりつけ薬剤師」（75頁参照）が決まれば、同じ薬剤師があなたの薬の管理をしてくれ、薬に関する必要な情報を説明してくれます。

薬には、剤形的に飲みにくい場合や、飲む回数が多くて忘れやすい場合などがあります。このような場合も、薬剤師がお薬手帳をチェックしながら、医師に情報を伝え、飲みにくい薬を液剤に変更してもらったり、ほかの薬と「一包化」して忘れないようにしてもらうこともできます。

薬の飲み忘れや重複処方などによる「残薬」は、日本全体で年間５００億円分にものぼるという試算もあります。薬局で管理してもらうことで残薬を減らすことは、日本の医療費節減にも役に立つはずです。余った薬があった場合は、薬剤師に申し出ましょう。

薬剤服用歴管理指導料

６カ月以内に同じ薬局にお薬手帳を持参した場合には、処方箋1回につき３８０円（患者負担は3割なので約１１０円）が加算されます。初めてその薬局に来たり、お薬手帳を持参しなかった場合には、処方箋1回につき５００円（患者負担は約１５０円）となります。

■一般名処方（成分名処方）

ジェネリック医薬品の推進策の一つです。

薬には一般名（成分名）と商品名があります。商品名は国によって違いますが、一般名は万国共通です。たとえば、鎮痛剤にロキソニンという薬がありますが、これは我が国での商品名です。一般名はロキソプロフェンといいます。医療機関がこの一般名で薬を処方するのが「一般名処方」です。

ロキソプロフェン（先発品：ロキソニン）のジェネリック医薬品はたくさんの種類がありますが（**表2**）、一般名で処方された場合は、薬局はそのどれを処方してもかまいません。医師や患者の「ブランド志向」が強く、ジェネリック医薬品への切り替えが不十分だったために、国が取った政策の一つです。薬局にしてみると、ジェネリック医薬品をすべて在庫として置いておくわけにはいかないので、費用の節約になります。ただし、処方箋1枚につき2点（20円）を加算することになります。

表2　ロキソプロフェンの商品一覧（内服薬のみ）

規格・価格帯ごとに掲載
2017年3月現在

●ロキソプロフェンナトリウム水和物　10%細粒剤

	商品名	メーカー	規格	薬価(円)
先発品	ロキソニン細粒10%	第一三共	10%1g	29.30
後発品	ロゼオール細粒10%	辰巳化学	10%1g	12.70
	ロキソプロフェンナトリウム細粒10%「CH」	長生堂製薬	10%1g	12.70
	ロキソプロフェンNa細粒10%「サワイ」	メディサ新薬＝沢井	10%1g	12.70
	ロキソプロフェンナトリウム細粒10%「日医工」	日医工	10%1g	12.70
	ロキソプロフェンNa細粒10%「YD」	陽進堂	10%1g	12.70

●ロキソプロフェンナトリウム水和物　60mg錠剤

	商品名	メーカー	規格	薬価(円)
先発品	ロキソニン錠60mg	第一三共	60mg1錠	15.90
後発品	スリノフェン錠60mg	あすか製薬	60mg1錠	9.60
	ロキソプロフェンナトリウム錠60mg「ファイザー」	マイラン製薬	60mg1錠	9.60
後発品	ロキフェン錠60mg	龍角散	60mg1錠	7.80
	ロキソマリン錠60mg	武田テバ薬品	60mg1錠	7.80
	ロゼオール錠60mg	辰巳化学	60mg1錠	7.80
	オキミナス錠60mg	日本薬品工業	60mg1錠	7.80
	ロキソプロフェン錠60mg「EMEC」	エルメッド エーザイ	60mg1錠	7.80
	ロキソプロフェンナトリウム錠60mg「CH」	長生堂製薬	60mg1錠	7.80
	ロキプロナール錠60mg	寿製薬	60mg1錠	7.80
	サンロキソ錠60mg	三恵薬品	60mg1錠	7.80
	ロブ錠60mg	大原薬品工業	60mg1錠	7.80
	ロキソプロフェンNa錠60mg「サワイ」	メディサ新薬＝沢井	60mg1錠	7.80
	ロキソプロフェンナトリウム錠60mg「日医工」	日医工	60mg1錠	7.80
	ロキソプロフェンNa錠60mg「YD」	陽進堂	60mg1錠	7.80
	ロキソプロフェンNa錠60mg「三和」	三和化学研究所	60mg1錠	7.80
	ロキソプロフェンNa錠60mg「トーワ」	東和薬品	60mg1錠	7.80
	ロキソプロフェンNa錠60mg「ツルハラ」	鶴原製薬	60mg1錠	7.80
	ロキソプロフェンNa錠60mg「KN」	小林化工	60mg1錠	7.80
	ロキソプロフェンNa錠60mg「テバ」	武田テバファーマ	60mg1錠	7.80
	ロキソプロフェンNa錠60mg「アメル」	共和薬品工業	60mg1錠	7.80
	ロキソプロフェンNa錠60mg「日新」	日新製薬	60mg1錠	7.80
後発品	ロキソプロフェンナトリウム60mg「クニヒロ」	皇漢堂	60mg1錠	5.60

●ロキソプロフェンナトリウム水和物　0.6%液剤

	商品名	メーカー	規格	薬価(円)
後発品	ロキソプロフェンナトリウム内服液60mg「日医工」	日医工	0.6%1mL	2.30

第6章

薬の相互作用

1 一緒に飲んではいけない薬

一緒に飲むと、副作用がひどくなることが知られている組み合わせがあります。この組み合わせは、絶対にだめで、「併用禁忌」とも言われます。

たとえば、抗生剤としてよく使用されるクラリスロマイシン（商品名：クラリス）は、片頭痛治療薬のエルゴタミン製剤（商品名：クリアミン、ジヒデルゴット）、肺高血圧症の薬のタダラフィル（商品名：アドシルカ）とは、絶対に一緒に使用してはいけません。エルゴタミン製剤と併用すると血管攣縮《れんしゅく》（血管が収縮して血液の流れが悪くなること）などの重篤な副作用を起こすおそれがあり、タダラフィルとの併用ではタダラフィルの作用が増強するおそれがあるからです。

抗真菌薬のイトラコナゾール（商品名：イトリゾール）は、睡眠薬のトリアゾラム（商品名：ハルシオン）や片頭痛の治療薬（商品名：クリアミンなど）の作用を増強するので、一緒に使ってはいけません。関節リウマチの薬のタクロリムス（商品名：プログラフ）は、降圧剤のスピロノラクトン（商品名：アルダクトンA）と一緒に使うと、血液の中のカリウムが危険なレベルにまで上昇してしまいます。

抗凝固薬のワルファリン（商品名：ワーファリン）は、骨粗鬆症《こつそしょうしょう》治療用ビタミンK2製剤のメナテトレノン（商品名：グラケー）との服用は禁じられています。この場合には、抗凝固作用がなくなってしまい、血栓などが起こりやすくなるからです。抗リウマチ薬のイグラチモド（商品名：ケアラム）は、ワルファリンの作用を増強して大出血を起こすので、併用は禁忌です。

診察の際、医師は必ず「いま飲んでいる薬はありますか？　何を飲んでいますか？」とたずねますので、どんな薬でも、市販薬も含めて必ず伝えてください。飲んでいる薬を全部もって行って見せるのが一番よい方法です。

2 一緒に飲むと効果が強くなる薬

薬を分解する酵素が同一である場合には、その酵素の「取り合い」(一種の椅子取りゲームです)が起こるために、一緒に飲んだ薬の分解が遅れ、薬の作用が強く現れることがあります。特にCYP3A4という分解酵素を使う薬は多いので、注意が必要です。

たとえば、抗菌薬のクラリスロマイシン(商品名:クラリス)は、抗リウマチ薬のタクロリムス(商品名:プログラフ)と一緒に飲むと、タクロリムスが効きすぎて、高血糖などの重い副作用を起こします。このほか、抗真菌薬のイトラコナゾール(商品名:イトリゾール)、ミコナゾール(商品名:フロリード)、抗菌薬のエリスロマイシン(商品名:エリスロシン)、抗潰瘍薬のシメチジン(商品名:タガメット)などが、CYP3A4で分解される薬です。

鎮痛薬のロキソプロフェン(商品名:ロキソニン)は、血液をさらさらにするワルファリン(商品名:ワーファリン)の作用を増強するので出血しやすく、また、ワルファリンとアスピリン製剤(商品名:バイアスピリン)の併用も、出血しやすくなるので危険です。ワルファリンは、糖尿病薬のグリベンクラミド(商品名:ダオニール、オイグルコン)の作用を増強するため、低血糖が起こしやすくします。

痛風の治療薬のフェブキソスタット(商品名:フェブリク)やアロプリノール(商品名:ア

ロシトール、ザイロリック）は、免疫抑制剤のアザチオプリン（商品名：イムラン）の作用を増強するので、重症の白血球減少を起こします。

感冒薬と抗アレルギー薬を一緒に飲むと、眠気がさらにひどくなるのは、よく知られています。ＥＤ（勃起不全）治療薬のシルデナフィル（商品名：バイアグラ）は、狭心症の薬のニトログリセリン製剤と一緒に飲むと、血圧が下がり、危険になります。

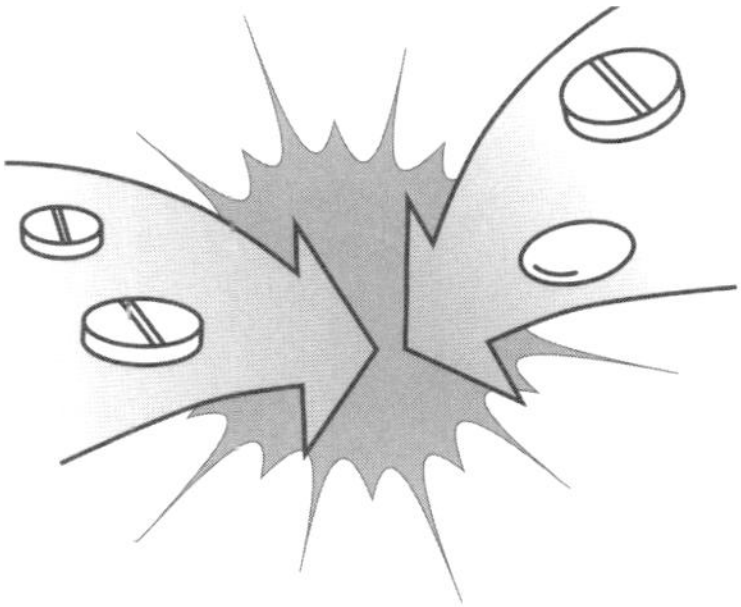

3 一緒に飲むと効果が弱くなる薬

抗菌薬として気管支炎や膀胱炎に使われるレボフロキサシン（商品名：クラビット）は、アルミニウムやマグネシウムを含む制酸剤（商品名：マーロックス、アルミゲルなど）や、貧血に用いる鉄剤と一緒に飲むと、吸収が抑えられるために、効き目が落ちてしまいます。

鎮痛薬としてよく用いられるロキソプロフェン（商品名：ロキソニン）やイブプロフェン（商品名：ブルフェン）は、一部の利尿剤（サイアザイド系）や降圧剤の作用を弱めることがあります。

便秘のときによく用いられる酸化マグネシウム（商品名：マグミット）は、マグネシウムがたくさん入っているので、すでに述べたレボフロキサシン（商品名：クラビット）のほか、骨粗鬆症治療薬のビスホスフォネート（商品名：ボナロン、アクトネルなど）、アレルギー性鼻炎の治療薬のフェキソフェナジン（商品名：アレグラ）などの吸収を抑え、効き目を落とします。

4 ほかの飲食物との相互作用

アルコールと睡眠薬との組み合わせでは、眠気などが強くなります。

グレープフルーツジュースは、分解酵素であるＣＹＰ３Ａ４の活性を阻害するので、高血圧の薬のアムロジピン（商品名：アムロジン）、抗リウマチ薬のタクロリムス（商品名：プログラフ）、脂質異常症用薬のアトルバスタチン（商品名：リピトール）、睡眠薬のトリアゾラム（商品名：ハルシオン）などの効果を増強して、副作用を起こしやすくします。

納豆はビタミンＫが豊富で、ビタミンＫはワルファリンの作用を弱めます。クロレラや青汁にもビタミンＫが入っているので、同様です。

抗リウマチ薬のメトトレキサート（商品名：リウマトレックス）は、葉酸の働きを抑えることで抗リウマチ作用を発揮します。このため、青汁などで葉酸をたくさん摂取すると、薬が効かなくなってしまいます。

また、抗うつ剤のアミトリプチリン（商品名：トリプタノール）はチーズ、赤ワインなどと一緒に飲むと、脈が速くなったり、血圧が上がったりするので、気をつけてください。

5 なるべく少ない薬で治療する

このように、薬は体内に入ると、食べ物やほかの薬と相互作用を起こす可能性があります。しかも、薬を代謝するのは肝臓、排泄をするのは腎臓ですから、それぞれの臓器の機能が障害されると、薬が体に残留しやすくなり、副作用を起こすことになります。しかし、我が国では医療費が諸外国より安いこと、高齢化社会となっていること、などから、多数の薬を飲んでいる患者（特に高齢者）がたくさんいます。この状態をポリファーマシーとも言います。

しかし、多くの薬を一度に飲んでいれば、いろいろな不都合が起こるのは当然です。このため、心ある医師は、なるべく少ない薬で治療をすることを心がけています。

患者の立場から言えば、薬は少ないにこしたことはありません。たくさんの薬を飲むことで、「おなかが一杯になってしまった！」と訴える患者もいますね。それに、一日に何回も飲むのは心理的負担になりますし、経済的負担にもなります。

ただし、気をつけなくてはいけないのは、「処方された薬を自分勝手に飲まない」ことです。患者によっては、処方された薬を自己判断で適当に飲んでいる人もいます。「粉薬は嫌いだから棄てる」なんて言う人もいます。いわゆるコンプライアンスやアドヒアランスが悪い例です（147頁参照）。飲まなかった薬はそのままゴミ箱行きとなります。アメリカの報告では、処方箋通りに服薬している患者は半数だけとのことです。このようにして棄てられる薬の金額も膨大になります。それに、これでは治るはずの病気も治りません。薬を勝手に減量したり、中止をすることで、病気が再発したり、重症化するおそれもあります。

複数の病院にかかっているときは、お薬手帳（107頁参照）を何冊も持たずに一つにして、今飲んでいる薬は何か？　主な副作用は？　飲み合わせの悪い薬はないか？　などの知識を患者としてもちたいものです。

第7章

新薬はこうして生まれる

1 新薬の開発から販売までの長いみちのり

新薬が世の中に出てくるまでには長い年月がかかります。そのステップを、順を追って説明しましょう（**図1**）。

新薬が発売されるまでには、少なくとも基礎研究、非臨床試験、臨床試験（治験《ちけん》）、承認申請・審査の4つのステップが必要です。いずれも長い期間を要します。

基礎研究は、薬の候補になる化合物を探し出す研究で、平均2～3年を要します。ここで、特定の病態に関わる分子がわかっている場合には、それを「標的」としてその機能を調整する化合物を探します。まずは、通常はライブラリーと呼ばれる多数の化合物の中から選別しますが、多数の検体を迅速に選別する必要があるため、ハイスループット・スクリーニング（HTS）という方法がよく使われます。しかし、この過程で脱落する候補化合物は少なくありません。このため、別名、「魔の川」とも呼ばれ、渡り切るまでが大変です。しかし、これは、創薬のほんの端緒についたにすぎません。

よい候補化合物が見つかったら、二番目のステップに移ります。このステップは、**非臨床試験**と呼ばれ、動物でその有効性と安全性を確認します。薬の体内での吸収、分布、排泄も調べますし、薬の品質や安定性もあわせてチェックされます。平均3～5年かかるのですが、「死の谷」とも呼ばれ、多くの化合物が振り落とされることになります。

ここまでのステップを無事通過した候補化合物のみが、３つめのステップの**臨床試験（治験）**に進みます（治験の詳細については１３１頁以降で述べます）。人における有効性と安全性を検討するステップですが、当然のことながら、科学性のみならず倫理性が求められます。しかも、患者に対する説明と同意なしにはできません（インフォームド・コンセント）。このステップを通過するのに、平均３～７年かかります。人を対象にするのですから、ある意味では長くかかるのも当然です。しかも、治験がすべて成功するとは限りません。治験に入っても、次に述べる承認申請にまでいく確率はたかだか20％程度かそれ以下と言われています。

動物実験では効いても、人では効かない薬もあります。また、動物実験では安全性が証明されたのに、人に使ってみたら安全ではないこともあります。早い話が、「ネズミと人は違う」のです。このステップは、「ダーウィンの海」とも呼ばれ、ここまで到達しながら、有効性や安全性の点でこの海を渡り切れず、「難破」してしまう薬が数多くあります。

最後のステップが薬の**承認申請・審査**です。薬が治験において有効かつ安全であることが証明されれば、製薬会社から厚生労働省に対して承認申請が行われます。厚生労働省は、医薬品医療機器総合機構（別名、ＰＭＤＡと言います）に審査を依頼します。審査当局は、厳しい目で薬の有効性と安全性について審査をします。審査を無事にパスすると、薬事・食品衛生審議会の審査を経て、厚生労働大臣が認可をします。これで、ようやく医薬品として製造・販売できることになります。

したがって、この過程をすべて終わるまでには、平均でも10年前後、場合によってはもっと長くかかるのです。治験を継続するために要するお金や労力は大変なものです。一つの薬を開発するのに300～1000億円程度はかかるとも言われています。しかし、有効で安全性の高い薬を見つけるためにはお金も労力も必要不可欠ですし、しかも科学的にかつ倫理的に行われる必要性があります。拙速というわけにはいかないのです。

基礎研究　　別名、「魔の川」

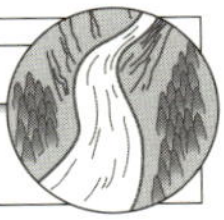

薬の候補になる化合物を探し出す　　平均２～３年

↓

非臨床試験　　「死の谷」

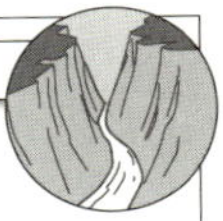

動物でその有効性と安全性を確認　　平均３～５年

・体内での吸収、分布、排泄
・薬の品質や安定性など

↓

臨床試験（治験）　　「ダーウィンの海」

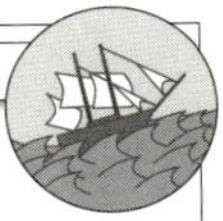

人における有効性と安全性を検討　　平均３～７年

・科学性、倫理性が求められる

第Ⅰ相試験（臨床薬理試験）　・少人数の健康成人で、薬の安全性や薬物動態を検証

第Ⅱ相試験（探索的試験）　・比較的少人数の患者で、薬の有効性、安全性、薬物動態などを検証

第Ⅲ相試験（検証的試験）　・多数の患者で、薬の有効性、安全性、投与量などを検証
・ランダム化（無作為化）や盲検化

↓

承認申請・審査

製薬会社から厚生労働省に対して承認申請
医薬品医療機器総合機構（PMDA）の審査
薬事・食品衛生審議会の審査
厚生労働大臣が認可

↓

医薬品として製造・販売

臨床第Ⅳ相試験（市販後臨床試験）　・製造、販売後に行われる試験

図１　医薬品の開発～承認審査～製造販売までの流れ

2 臨床研究、臨床試験とは

「臨床研究」とは、臨床医学における問題意識をもちながら、そこで生じた疑問を解明するために、臨床現場で行われる研究を指す言葉です。

よく「根拠に基づく医療（Evidence-based medicine; EBM）」を行うことが大切だと言われます。「根拠に基づく医療」とは、「良心的で、明確かつ分別をもって最新の医学的所見を用いる医療」と言い換えることもできます。そのエビデンス作りのために行われるのが臨床研究です。しかし、人を用いた研究になるので、倫理的にかつ安全に行われる必要があります。

臨床研究には、観察研究と介入研究があります。観察研究には、症例報告、症例対照研究、コホート研究、横断研究などがありますが、これらは治療行為とは関係がありません。一方、介入研究では、研究を目的として実験的に治療などの介入を行うものです。すなわち、通常の診療を越えた医療行為を研究として実施する場合になります。これが臨床試験です。

もう少し正確に言うと、「臨床研究のうち、薬剤、治療法、診断法、予防法などの安全性と有効性を評価することを目的としたもの」が臨床試験です。しかし、これは単なる試験ではなく、科学的かつ倫理的に行われる必要があります。これを審査するのが、各研究機関に設置されている倫理審査委員会です。倫理審査委員会では、院内の専門家のみならず、外部の専門外の方も参加して、第三者の眼から見た公平な評価を行います。

3 臨床研究、臨床試験で大切なのは倫理性

よく新聞やニュースで「ヘルシンキ宣言」という言葉を聞きますよね。
「ヘルシンキ宣言」は、１９４７年、ドイツ・ナチスの人体実験の反省より生じたニュルンベルク綱領を受けて、１９６４年、ヘルシンキ（フィンランド）での世界医師会総会において採択された、医学研究者が自らを規制するために採択された人体実験に対する倫理規範のことです。正式名称は「ヒトを対象とする医学研究の倫理的原則」です。

重要な基本原則は、

①患者・被験者福利の尊重
②本人の自発的・自由意志による参加
③インフォームド・コンセント取得の必要
④倫理審査委員会の存在
⑤常識的な医学研究であること

の5つです。このいずれが欠けても、倫理的に満足すべき臨床研究ではありません。すべての臨床研究は、この「ヘルシンキ宣言」に沿って行われることが求められています。

文部科学省と厚生労働省は、平成26年12月に「人を対象とする医学系研究に関する倫理指針」

を出しています。我が国で行われるすべての医学系研究は、この倫理指針に沿って行われる必要があります。また、研究機関の長は、研究責任者が作成した研究計画書が適正かつ妥当なものかを、倫理審査委員会を開催して検討し、研究が適正に実施されるよう監督することが義務づけられています。

ただし、「ヘルシンキ宣言」も「人を対象とする医学系研究に関する倫理指針」もあくまで研究者が自己規制をするための「よすが」に過ぎません。研究者が自らの良心に基づいて、これを遵守することが求められていますが、法的拘束力はありません。従って、これらの指針に抵触した場合でも厳しいペナルティがないことが問題です。

しかし、製薬企業からの不透明な研究資金の提供であるとか、利益相反の開示が不十分であるとか、研究データの改ざんであるとか、研究データの保存が不十分であるとか、臨床研究あるいは臨床試験の信頼性を大きく揺るがすような事件が起こっています。このため、製薬企業から資金提供を受ける医薬品の臨床研究に対しては、法律に基づく行政指導ができるようにする「臨床研究法案」の審議が国会で始まっています。

すでに、アメリカでは研究公正局という組織があります。臨床研究において不正行為が行われていないかをチェックする政府系機関です。アメリカでは、多くの臨床研究において不正がみられたために、これを適切にチェックして、研究不正が起こることを防止しようとするものです。日本も、早く世界に追いつき、追い越す体制を取らないといけません。今こそ臨床試験を倫理的かつ科学的に行うことが世間から求められています。

4 治験のルール

「治験」とは、医薬品もしくは医療機器の製造販売に関して、医薬品医療機器等法上の承認を得るために行われる「臨床試験」のことです。もともとは、「治療の臨床試験」の略とされています。

治験は、医薬品医療機器等法（別名、薬機法）に基づいて厚労省が定めた「医薬品の臨床試験の実施の基準（Good clinical practice; GCP）」のルールに従って行われることが必要です。このルールに従わないと、厳しいペナルティがあります。この点が、治験と臨床研究とのもっとも大きな違いです。

ちなみに、臨床研究、臨床試験、治験の関係を図示すると、**図２**のようになります。

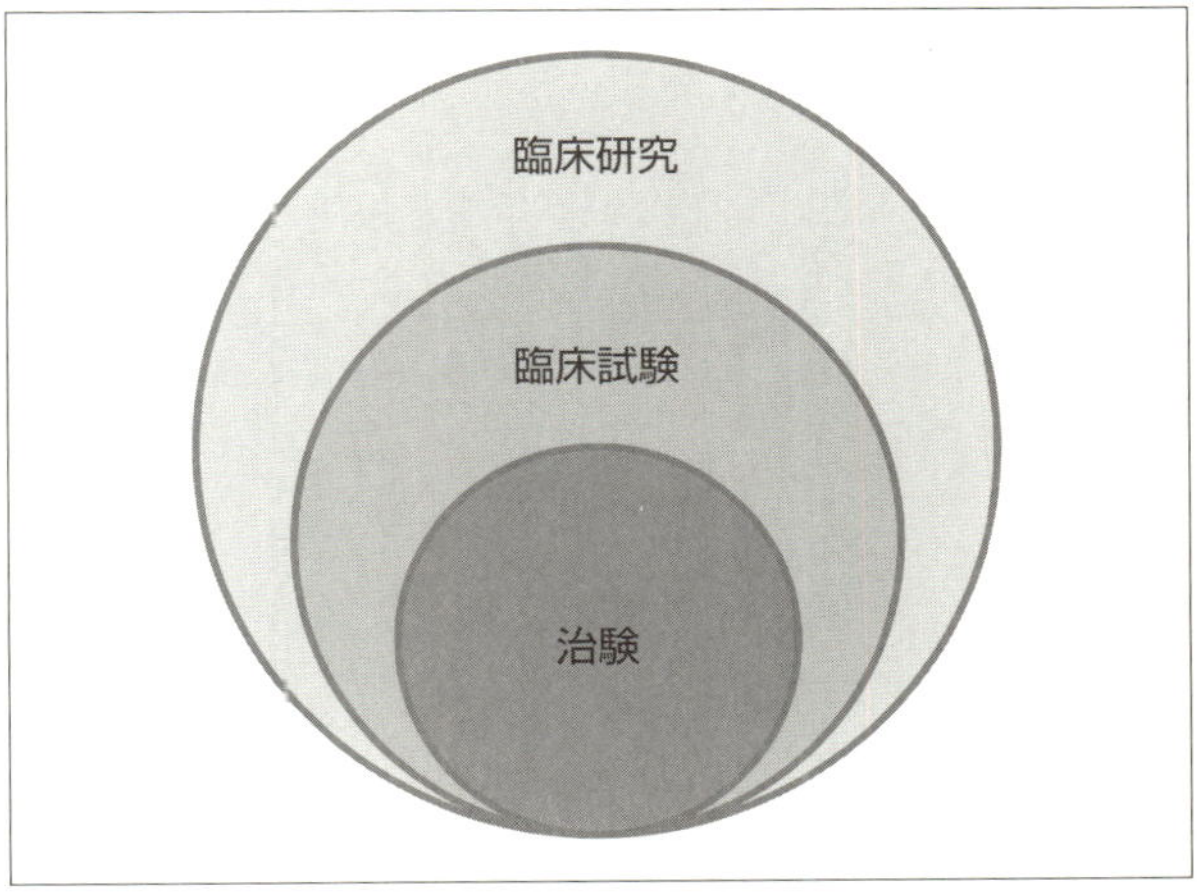

図２　臨床研究、臨床試験、治験の関係

治験の開始にあたっては、まず製薬会社が治験実施計画書を作成し、厚労省の承認を受けます。治験が開始されるためには、治験を行う組織における治験等審査委員会（ＩＲＢ）の承認を受けることに加えて、患者からのインフォームド・コンセントが必要となります。治験を実施する病院には、①十分な医療・検査設備がある、②専門の医師、薬剤師、看護師が揃っている、③治験審査委員会がある、④緊急時にはただちに必要な処置を取ることができる、が要件として求められています。これらの条件がそろわずに治験をすることは許されていません。

治験の円滑な進行には、治験コーディネーター（ＣＲＣ）が必要です。薬剤師、看護師や検査技師などいろいろな経歴の人がいますが、いわば治験の「プロ」で、患者の味方にもなってくれます。治験実施を支援する機関として治験施設支援機関（Site Management Organization; SMO）があります。また治験が科学的・倫理的に行われていることを確認するためにモニタリングが行われています。

万が一、治験開始後に重大な副作用が発現した場合には、治験を依頼した製薬会社から24時間以内に国に報告が求められています。

このように、治験が安全かつ倫理的に行われるように、いくつもの仕組みがあります。

5 治験のステップ

治験は通常3つのステップからなっています。この3つのステップ（**図1**）は、厳格なGCP（医薬品の臨床試験の実施の基準）のルールに基づいて行われているのは、すでに述べた通りです。

第一のステップは**第Ⅰ相試験（臨床薬理試験）**です。少人数の健康成人において、薬の安全性や薬物動態を検証するものです。一般には、ボランティアを募り、有償で試験を行います。

次は**第Ⅱ相試験（探索的試験）**です。比較的少人数の患者に対して薬の有効性、安全性、薬物動態などを検証するものです。一般には、当該の病気に対する専門医と患者のいる大きな医療機関で行われます。ここで、まず治験薬の有効性と安全性に関する「手応え」をみることになります。もちろん、患者の同意（インフォームド・コンセント）を得たのちに行います。

もしも治験薬に「手応え」があると、**第Ⅲ相試験（検証的試験）**に進みます。このステップは、多数の患者に対して薬の有効性、安全性、投与量などを検証するものです。通常は、多施設で行う場合がほとんどです。試験を客観的なものにするために、ランダム化（無作為化）や盲検化などの試験デザインの方法が取られます。

ランダム化とは、評価の偏《かたよ》り（バイアス）をなくし、客観性を保つための方策です。具体的には、治験で行う複数の治療法（たとえば、治験薬を投与して効果を調べる実薬群と対照薬を投与して調べる対照群）のうち、無作為に被験者をいずれかの治療法に割り当てるものです。

盲検化（マスキング）とは、治験に関わる当事者が治験方法の割付内容について知らされていない状態を指します。このうち、二重盲検化（ダブルブラインド）試験とは、投与している薬が被験薬であるか対照薬であるかを、治験実施医師にも被験者にもわからないようにする方法です。

この場合、対照薬としてプラセボ（偽薬《ぎやく》）を用いることもあります。プラセボとは、みてくれは本物と区別がつきませんが、有効成分の入っていない薬のことです。人間の体は不思議なもので、効果のないうどん粉や乳糖を薬だと言って服用した場合にも、一定程度の効果がみられることがあります。特に痛み、不眠などの場合には、プラセボ効果がみられることが知られています。したがって、被験薬（実薬）はプラセボを有効性と安全性で大きく上回る必要があります。

6 治験の限界

治験に参加する患者数は限られています。少なければ数十人ですし、なかなか300人は超えません。となると、0・3%以下の副作用は見つからない可能性が大ということになります。しかも治験では、多くの場合、参加する患者の年齢を20歳以上、65歳以下と限定をしています。若年者の場合には倫理的に問題がありますし、高齢者では余病(合併症)をもっている可能性が高くなるために、いずれも治験の目的に合わないからです。

余病も問題です。若くても余病をたくさんもっている場合には、治験薬の有効性と安全性をみるのは不適格です。このため、治験の組み入れをする場合に、除外基準を設けて、あまり合併症が多い症例を回避するように設定します。

しかし、実際には、臨床現場で診る患者は高齢者もいますし、若くても余病をたくさんもっている場合が少なくありません。その結果、薬もいろいろな種類を飲んでおり、薬剤の相互作用(6章参照)が起こる可能性もあります。すなわち、治験と臨床現場で出会う患者とは必ずしも同一ではありません。

しかも、治験に参加する施設は専門家を多数そろえていますし、多くの診療科もあり、高い診療レベルを有しています。採血した結果も当日にほとんど確認できます。いったん薬が承認されて販売されれば、基本的には医師であれば誰でも処方することができます。しかし、開業医では採血検査の結果は当日にはわかりませんし（通常は外注です）、ほかの診療科への迅速なコンサルテーションもできません。ここにリアルワールドの難しさがあります。

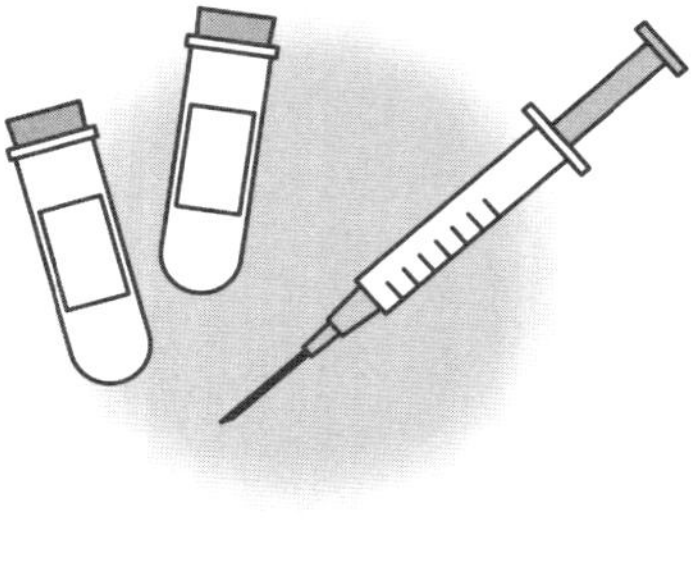

7 発売後の監視も必要

このほか、**第Ⅳ相試験（市販後臨床試験）**があり、**製造販売後試験**とも呼ばれます。医薬品が承認後にその安全性と有効性を検証するものです。治験では、限られた人数と限られた条件（たとえば年齢など）でしか行われないために、すべてのことがわかるわけではありません。市販後のデータを検証することで、その薬の有効性と安全性をさらに評価することができます。ただし、このステップはＧＣＰのルール外で行われます。

発売中止・承認取消となる薬とは

もっともよくあるのは、治験の段階ではよい成績が出たのに、販売後に問題が出た場合です。ここではソリブジン（商品名：ユースビル）の例を挙げましょう。ソリブジンは帯状疱疹の治療薬として1993年に発売されましたが、抗がん剤のフルオロウラシル（商品名：5－ＦＵ）と併用すると、抗がん剤の血中濃度を上昇させることによって、重篤な血液障害を起こすことがわかりました。市販開始後の1年間で14名の患者さんが死亡したことから、製薬企業が自主回収し、発売中止となりました。ただし、第Ⅱ相試験においても同様の副作用で死亡した患者さんが少なくとも1名いたことも判明しており（合計15名）、併用禁忌薬剤をきちんと決めてさえおけば、このような事態を回避できた可能性が指摘されています。

重篤な副作用が出たために承認取消となった薬剤としては、サリドマイド、キノホルムなどがありますが、いずれも11章の薬害事件の項で述べることとします。

また、薬の有効性を再審査した結果、自主回収となった薬もあります。風邪や気管支炎などで「痰の切れをよくする」として処方をされていたダーゼン（一般名：セラペプターゼ）は１９６８年より販売されており、年商約70億円とも言われた薬でした。しかし、当局の指示により、再審査の目的で二重盲検比較試験を行ったところ、有効性が証明できず、２０１１年に製薬企業によって自主回収されました。このように効かない薬も発売中止となることがあります。

8 我が国の治験の問題点

諸外国は治験を専門的に行っている医療機関が数多くありますが、我が国では一般の診療を行いながら、そのかたわらで治験も同時に行っている施設がほとんどです。治験に精通した医師や治験コーディネーターの数も必ずしも十分ではなく、我が国の治験は症例数が少ない割に時間とお金がかかると欧米からは批判をされています。

また、第Ⅲ相試験では実薬とプラセボ（偽薬）が使われますが、このステップを科学的かつ倫理的に行うのは大変です。治験の期間中に実薬を投与される患者はよいとして、プラセボを投与される患者さんには大きなメリットはありません。このため、従来の治療法では十分に効果のない患者さんを集め、十分に説明をした上で、文書により同意を得る（インフォームド・コンセント）という手続きを取ります。

しかし、実際に患者さんに治験の説明をすると、「私は治験薬を使いたくありません。でも、その薬の有用性が証明され、発売されたら、私にすぐに使ってください」と言う答えが返ってくることも少なくありません。第Ⅲ相試験ではできる限り科学性を高めるためにプラセボが使用されることが多く、このステップを経ない限り、新薬が出てくることはありません。臨床現場でのジレンマと言えましょう。このため、最近では、治験に参加する患者さんを東ヨーロッパや中南米に求めることも増えてきています。

医師主導治験

これまでは治験はもっぱら製薬企業が行ってきました。しかし、難病の薬などは、開発に時間と経費がかかることもあって、製薬企業は敬遠しがちです。2003年から薬事法が改正され、医師みずからが治験を計画・立案し、治験を実施できるようになりました。外国で承認されているけれど、国内で未承認となっている薬、あるいは保険の適応外となっている薬などに対しては、最近では医師主導治験も少しずつ行われるようになりつつあります。

治験におけるインフォームド・コンセント

「十分な情報を伝えた上での合意」を意味します。治験では、被験者に対して治験薬の有効性に関する情報のみでなく、起こりうる副作用、ほかに代わりうる治療法（代替治療）の有無、対象とする疾患の自然経過、予後などについて正確な情報を与え、被験者は納得するまで質問をして説明を求めなければなりません。また、いったん同意をしたのちも、被験者は撤回をすることができます。治験では、文書同意が必要であり、同意文書は一定期間、保管されます。

コラム 薬アラカルト③

●ドラッグ・リポジショニング

すでに、ある病気の治療薬として承認されている薬の中から、ほかの病気に効くものを開発するやり方をさします。これらの薬は、すでに安全や薬物動態の試験が済んでおり、開発期間の短縮、ひいては研究コストの低減を望むことができます。

たとえば、睡眠薬として用いられたサリドマイドは、妊婦に投与した場合に奇形を起こしましたが、いまは多発性骨髄腫の治療薬として復活しています。

●イン・シリコ・スクリーニング

コンピューターを用いて仮想的（バーチャル）に、多くの化合物から薬の候補をスクリーニングする方法を指します。試験管内をイン・ビトロ（*in vitro*）、生体内をイン・ビボ（*in vivo*）というのに対応してできた言葉（*in silico*）です。コンピューターの半導体はシリコンでできていることからできました。

具体的には、新規化合物の構造などの情報をコンピューターにインプットし、コンピューター内で仮想実験をすることで、膨大な数の化合物の中から最適の化合物を選ぼうとする方法です。

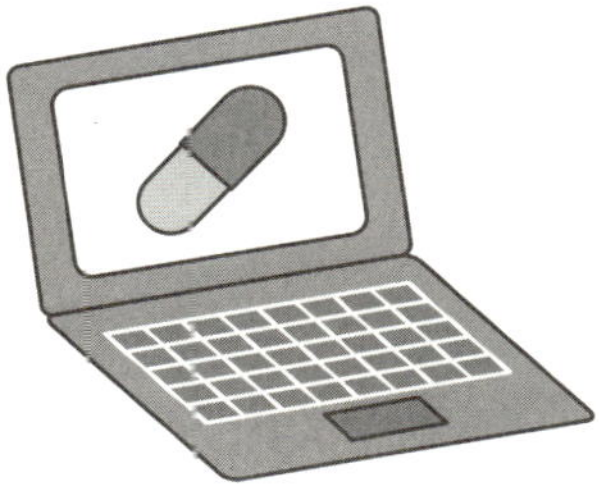

●ディオバン事件

2013年、高血圧の治療薬であるディオバン（一般名：バルサルタン）の臨床研究で起こった事件。同じような種類で同じような効果を有する高血圧治療薬が多数あったことから、ノバルティスファーマ社は自社製品であるディオバンの有用性を実証するために、我が国の5つの大学に対して多額の研究費を出して医師主導治験という形で研究を行いました。

しかし、同社の統計解析者がデータ処理に関与した疑いがあり、しかも利益相反の開示が適切になされなかったことから、一連の論文がのちに撤回されました。このような事件が続いたために、文部科学省と厚生労働省は、2014年に「人を対象とする医学系研究に関する倫理指針」を出しました。

●ゲルシンガー事件

1999年、アメリカのペンシルベニア大学で行われた遺伝子治療研究において、被験者のゲルシンガー氏（当時18歳）が死亡した事件。この遺伝子治療は、主任研究者の設立したベンチャー企業が出している研究費によって実施されていましたが、その事実は一般に公開されていませんでした。

このような状態は「利益相反」と呼ばれるものであり、本来は、このような強い利益相反関係にある場合には、主任研究者を交代させることが適切です。また、利益相反がある場合には、これを開示することも求められています。この事件以降、利益相反の開示やマネジメントに関するガイドラインが策定されるようになりました。

第8章

最近の話題から

1 セカンド・オピニオン

セカンド・オピニオンとは、病気の治療を受ける際によりよい決断をするために、専門的な知識をもった第三者に求める意見を指します。第三者に意見を求める行為そのものを意味することもあります。セカンド・オピニオンを取ること自体は、患者がもつ権利ですし、正当な行為です。しかし、セカンド・オピニオンを取ることができるのは、本人と家族（家族のみの場合は相談同意書が必要となる）のみに限定され、それ以外の方はセカンド・オピニオンを求めることはできません。

これに対して、現在の主治医の診断と治療方針に対する考えがファースト・オピニオンになります。このファースト・オピニオンに対して、患者が納得いかない場合には、第三者の専門機関にセカンド・オピニオンを求めることができます。ただし、ファースト・オピニオンの内容が納得できなかったり、理解できない場合には、まず現在の主治医とよく話し合ってください。きちんと話し合いをしても納得できない場合には、セカンド・オピニオンを求めることも意味があります。ファースト・オピニオンをよく理解しないで、すぐにセカンド・オピニオンを求めるのは、正しいやり方ではありません。

検査データ（画像を含む）をもらう必要があります。これがないことには、セカンド・オピニオン外来に相談できません。また、患者がセカンド・オピニオンを求めたいと申し出た際には、主治医はこれを拒否することはできません。

セカンド・オピニオン外来は、診療ではなく相談であるため、保険診療の対象とはなりません。全額自己負担となります。また、セカンド・オピニオン外来では、診断や治療についてあくまで専門医としての意見を述べるだけで、治療行為は行いません。

セカンド・オピニオンをもらったら、現在の主治医に報告をし、今後の方針について再度、相談をしてください。せっかく診療情報提供書を書いてもらったのですから、セカンド・オピニオンの結果は主治医に告知する義務があります。

難病やがん治療を専門に行っている病院では、専門のセカンド・オピニオン外来をもっているところが増えています。セカンド・オピニオンを希望する場合には、患者あるいはその家族がその医療機関に連絡をして予約を取る必要があります。また、料金についても確認をするのがよいでしょう。病院によって設定されている料金が異なるからです。

ただ、気をつけなければいけないのは、治療が緊急を要する場合です。セカンド・オピニオンを求めようとしているうちに、肝心な時間が過ぎてしまい、適切な治療がすみやかにできるタイミングを失してしまうことがあります。

セカンド・オピニオンとは、担当医を変更したり、あるいは転院をすることとはまったく違うので、間違えないでください。担当医を変える場合にも診療情報提供書は必要ですが、この場合は診断や治療をする主治医が交代するということです。したがって、新しい主治医は、責任をもって診断や治療を行う必要があります。主治医変更・転院とセカンド・オピニオンとは違います。

一方、ドクターショッピングという言葉もあります。これはまったく異なる概念です。患者が、同じ病気の診断や治療を求めて、あちこちの有名な医師や専門医を受診する現象を指します。別名、「青い鳥症候群」とも呼ばれています。自分が満足するまで（実際には満足をすることはないのですが）、いろいろな医療機関を渡り歩きます。これは患者自身にとっても、診療をする医師にとっても、エネルギーを消耗する無駄な行為です。

2 コンプライアンスとアドヒアランス

薬の場合、コンプライアンスとは「内服遵守《じゅんしゅ》」と訳されます。要するに、患者がどの程度きちんと服薬をしているかを意味します。薬を処方された通り服用している場合には、「コンプライアンスがよい」と言い、きちんと服用していないことをノンコンプライアンスと言います。ノンコンプライアンスの原因としては、①飲み忘れ、②患者が医師や薬剤師の指示をよく理解できない、③副作用をおそれる、④病気であることを認めたくない、⑤医療に対して不信感を抱いている、⑥病気が治ったと思い込んだ、⑦経済的理由、などがあります。

最近では、コンプライアンスの代わりにアドヒアランスという言葉が使われるようになりました。治療に対して患者が理解をした上で、主体的にきちんと服用をするという意味です。本来、医療は患者と医師とが同じ「目線」で行われるべきものであり、「患者の意思決定」（shared decision making）がとても大切です。患者の主体性を重んずる意味において、アドヒアランスの方がより適切な言い方だと思います。また、患者のアドヒアランスを高めるための努力を、医師や薬剤師が目指すべきでしょう。

3 分子標的治療薬

病態解明研究が進むにつれ、特定の病態に深く関与する分子がつぎつぎと明らかになってきました。となると、その分子だけをピンポイントに標的にして治療をしようと思うのは当然です。このような薬剤を分子標的治療薬とか分子標的薬と呼びます。このような薬剤の方が、正常な細胞には作用せず、異常な分子を発現している病的細胞だけを標的として、その機能を抑制することができます。

分子標的治療薬の中で、遺伝子工学的手法を用いて作られる薬を生物学的製剤と呼びます。遺伝子工学的手法とは、目的とする遺伝子を生きている細胞に導入し、タンパク質（抗体やその受け手である受容体など）として作らせる方法です。このように、化学的に合成したものではなく「生き物から作る薬」という意味で生物学的製剤と言われます。

チロシンキナーゼ阻害薬

このような研究は1990年代終わりから盛んになり、2001年には慢性骨髄性白血病（白血病の2割を占めます）に対してイマチニブ（商品名：グリベック）という薬ができました。慢性骨髄性白血病では、その95％でフィラデルフィア染色体という異常な染色体がみられます。

その染色体上にはＢＣＲ－ＡＢＬという融合遺伝子がありますが、この遺伝子はＢＣＲ－ＡＢＬチロシンキナーゼという異常なタンパク質を産生し、これが造血細胞の白血病化に深く関わっています。この働きを抑えるのがイマチニブというチロシンキナーゼ阻害薬で、これまでは不治の病とされてきた慢性骨髄性白血病に対して、劇的な寛解《かんかい》導入効果を示しました。

それ以来、チロシンキナーゼ阻害薬は次々と開発されました。たとえば肺がん（非小細胞肺がん）の治療薬であるゲフィチニブ（商品名：イレッサ）は、肺がん細胞の増殖に必要な上皮成長因子受容体のチロシンキナーゼの活性を強く阻害します。日本で開発されたクリゾチニブ（商品名：ザーコリ）は、未分化リンパ腫キナーゼ（ＡＬＫ）の作用を抑えることで悪性リンパ腫や一部の肺がんに対して効力を発揮する新薬です。また、ボルテゾミブ（商品名：ベルケイド）は、プロテオソーム阻害薬として多発性骨髄腫に効果を発揮します。

抗体医薬

従来の医薬品は、ある標的をねらって作ったつもりが、他の細胞や組織にも作用してしまうことがしばしばあり（オフターゲット効果）、これが思わぬ副作用を起こすことがありました。

その点、抗体には抗原としか結合しないという特異性があります。ちなみに、抗体とは、体の中に抗原が侵入してきたときにできるタンパク質で、特定の病原体の排除などに重要な役割をします。

さらに、１９８０年代前半から、目的とする抗体をモノクローナル（特定の抗原とだけ結合する）に、かつ大量に生産する技術（ハイブリドーマ法）も開発されました。さらに、ＤＮＡ組換え技術を用いて、目的とするヒトの抗体遺伝子を人為的に作り出し、これを動物細胞に導入することで、大量のヒトの抗体を産生することができるようになりました。抗体医薬は、このようにして作った抗体を医薬品として使っています。

従来の薬と比較すると、抗体医薬の分子量は非常に大きく、しかも注射でしか使えないという特徴があります。また、従来の薬は主に低分子化合物ですから、化学合成が簡単ですが、抗体医薬品は遺伝子工学的手法を用いるために、手間が煩雑で、高価になります。

抗体医薬として最初に使われたのがトラスツズマブ（商品名：ハーセプチン）です。１９８８年にアメリカで認可された乳がんの治療薬です。乳がん細胞ではヒト上皮細胞増殖因子受容体2型（ＨＥＲ2、ハーツー）が過剰に発現しており、増殖スピードが非常に速いという特徴があります。トラスツズマブはこのＨＥＲ2に対するモノクローナル抗体で、ＨＥＲ2を発現している細胞に結合して、これを攻撃・死滅させます。抗体自体にも殺傷効果がありますし、抗体が結合したがん細胞にはヒトの免疫系が作用して、これを殺すこともできます。

リツキシマブ（商品名：リツキサン）は、ヒトＢ細胞上に特異的に発現しているＣＤ20と結合するモノクローナル抗体です。悪性リンパ腫（特に非ホジキン型Ｂ細胞リンパ腫）に他の抗がん剤と組み合わせるコンビネーション療法をすると、劇的な効果がみられます。欧米では、関節リウマチの治療薬としても承認されていますし、ごく最近になって膠原病の中の抗好中球細胞質抗体（ＡＮＣＡ）関連血管炎という難病にも有効であることがわかってきました。

サイトカイン（細胞の情報伝達に関わるタンパク質の総称）に対する抗体医薬もあります。関節リウマチは、関節がどんどん壊れてしまう難病ですが、この病態に炎症性サイトカインと呼ばれる一連の物質が深く関与していることが明らかになってきました。その代表例は、腫瘍壊死因子とも呼ばれるＴＮＦαや、インターロイキン６とも呼ばれるＩＬ－６ですが、前者に対するインフリキシマブ（商品名：レミケード）、後者に対するトシリズマブ（商品名：アクテムラ）（正確にはＩＬ－６受容体に対する抗体）は、いずれも関節リウマチの治療を劇的に変え、「パラダイムシフトを起こした薬剤」とまで言われています。

このように、抗体医薬はがんや難病の治療に高い有効性を示し、今後も開発がさらに進む薬剤だと思います。

開発後に分子標的がわかった薬

急性前骨髄球性白血病は、白血病の中でももっとも生命予後の悪い病気でした。患者は主に出血で死亡するのです。ところが、１９８８年に中国上海の血液学者が急性前骨髄球性白血病の患者にビタミンＡの一種であるオールトランスレチノイン酸を投与したところ、90％以上で完全寛解が得られたという驚くべき結果を報告しました。しかも、この治療薬では正常細胞は殺されず、前骨髄球性白血病細胞が分化・誘導されて無害な細胞である好中球になっていたのです。以来、この治療法は分化誘導療法とも呼ばれています。

研究を進めていくうちに、その理由がわかりました。急性前骨髄球性白血病では、ＰＭＬ／

ＲＡＲαキメラ遺伝子という異常な遺伝子が新たにできており、その遺伝子産物が前骨髄球性白血病細胞の増殖に関係していました。ところが、このＲＡＲαというのはレチノイン酸受容体だったため、ここにレチノイン酸が結合すると、前骨髄球性白血病細胞が好中球に分化してしまい、結果的に白血病細胞は体内から消えてしまうのです。分化誘導療法の分子標的は、レチノイン酸受容体だったのです。このオールトランスレチノイン酸は、一般名トレチノイン（商品名：ベサノイド）として発売され、前骨髄球性白血病の特効薬となっています。

4 個別化医療（パーソナライズド・メディスン）

これまでは、診察や検査の結果、患者にある診断がつくと、病気に応じて同じ医薬品が同じ量投与されていました。患者個人というよりは集団を相手にして同じ治療をするやり方です。どうしても調節が必要なときは、医師の経験に基づいて「さじ加減」が行われていました。しかし、これでは一定の確率で、治療がうまくいかない場合が出てしまいます。

個別化医療とは、「患者個人の特性に合わせて、複数の医薬品の中から最適な医薬品を選ぶ医療」のことです。患者個人の特性とは、遺伝的背景、年齢、性などの違い、病気の状態などを意味します。日本では、オーダーメイド医療とかテーラーメード医療とも呼ばれます。欧米では Personalized Medicine とか Individualized Medicine という言い方が普通です。

薬には常にベネフィットとリスクがありますが、個別化医療とは、ベネフィットを最大化し、リスクを最小化する医療を意味します。

■個別化医療の指標

◆遺伝子

２００３年にヒトゲノムプロジェクトが終了し、ゲノム情報を利用することにより、より適切な医療を行うことができるようになってきました。ゲノムとは遺伝情報の総称であり、生物が生きていくために必要な遺伝情報のセットを示す言葉です。このゲノム情報は、薬の有効性とも深く関わっていることが明らかにされつつあります。さらに、特定の副作用は、特定の遺伝子が深く関わっていることもわかってきました。ちなみに、ゲノム情報を薬の有効性や安全性の判断に応用する学問がゲノム薬理学（ファーマコジェノミックス）です。

たとえば、イリノテカン（商品名：カンプト、トポテシン）という抗がん剤は、肺がん、子宮頸がん、卵巣がん、胃がんなどに対して使われますが、白血球減少などの重大な副作用を起こすことがあります。一方、イリノテカンの体内での分解に関与する遺伝子としてＵＧＴ１Ａ１があることが知られています。このＵＧＴ１Ａ１にはいくつかの遺伝子多型[*1]があり、特定の遺伝子多型をもっている患者では、もたない患者に比べて好中球減少などの重大な副作用が起こりやすいことがわかってきました。このため現在では、イリノテカンを使う前に、ＵＧＴ１Ａ１遺伝子多型について検査をして、特定の遺伝子多型をもっている患者には十分注意をして使うように注意喚起がされています。この遺伝子多型をみる検査は保険が使えます。

◆バイオマーカー

個別化医療には遺伝子のみならず、それ以外の指標が使われることがあります。これはバイオマーカーと呼ばれ、病気の診断、進行度、治療に対する反応性を示す指標です。多くの場合、血液の中の酵素とかタンパク質が用いられます。

前述したトラスツズマブ（商品名：ハーセプチン）を例にとって説明しましょう。トラスツ

＊1　遺伝子多型：人口の1％以上の頻度で存在する、表現型に病的影響を与えない遺伝子変異のこと。

ズマブは、ヒト上皮細胞増殖因子受容体2型（ＨＥＲ2、ハーツー）に対するモノクローナル抗体で、抗体医薬に分類されます。このトラスツズマブは、「ＨＥＲ2過剰発現が確認された」乳がんと「ＨＥＲ2過剰発現が確認された」治癒切除不能な進行・再発の胃がんに対して承認されている抗がん剤です。がん細胞がＨＥＲ2を過剰に発現している場合にはよく効きますが、そうでない場合には効きません。このため、ＨＥＲ2はトラスツズマブ治療の有効性を予知するバイオマーカーになります。トラスツズマブの投与にあたっては、あらかじめがん細胞がＨＥＲ2を発現しているかどうかをみる検査が保険で承認されています。

このほか、前立腺がんのＰＳＡとか、糖尿病のヘモグロビンＡ1ｃもそれぞれの病気のバイオマーカーです。前者は前立腺の診断や進行度の評価に使われ、後者は糖尿病のコントロールの具合をみるのに使われています。

■個別化医療の今後

個別化医療は、単に「治療の最適化」だけでなく、「病気の予防や予後予測」もできるようになる可能性があります。特に、「疾患のリスク予測」であるとか、病気の発症を未然に防ぐ「先制医療」なども この範囲に入ります。

個別化医療のメリットですが、患者にとっては安全性・有効性の高い薬を入手できることになり、副作用のリスクを軽減し、しかも医療費が安くなることが挙げられます。医師にとっても、科学的な根拠に基づいて治療法を決めることができるようになり、より満足度の高い治療法をオファーすることができます。

個別化医療の問題点としては、まだ個別化できるほど十分な遺伝子やバイオマーカーがわかっていないということがまず挙げられます。また、オミックスとは、生体内に存在する分子全体を網羅的に調べる研究領域で、遺伝子を網羅的に解析するのはゲノミクス、タンパク質の場合にはプロテオミクス、脂質の場合にはリピドミクスなどがありますが、いずれも莫大な資金と豊富な人材が必要になります。これらを効率よく行うためには、国際的な連携が必要で、今後の課題です。臨床に導入されるためには、遺伝子やバイオマーカーがいつでもどこでも、誰でも検査できることが必要です。また、遺伝子を解析する場合には、個人情報保護の問題も残されています。

ただし、今後、個別化医療の進展は期待されており、個別化医療を適用した医薬品は今後さらに増加するものと予想されます。

最近では、個別化医療の代わりにプレシジョン・メディシン（精密医療）という言葉も用いられます。患者の個人レベルで最適な治療を選択し、それを行う医療です。たとえば、患者から採取したがん細胞の遺伝子情報を解析し、がんの原因となる遺伝子情報を見つけることができれば、それに対応した薬を使うことができます。米国のオバマ前大統領が２０１５年の一般教書演説においてこの言葉を用いたことから、さらに注目が集まっています。

5 今後、求められる薬とは

肝炎ウイルス治療薬

最近では、新たな薬が次々と開発されてきています。

たとえば、B型肝炎ウイルス（HBV）の治療薬のエンテカビル（商品名：バラクルード）は核酸アナログです。核酸とはDNA（デオキシリボ核酸）とRNA（リボ核酸）のこと、アナログとは「似ている」ということです。

生物はDNAとRNAという2つの遺伝子をもっていますが、ウイルスはどちらか一方しかもっていません。HBVの遺伝子はDNAで、核酸アナログはこれとよく似た構造をしていて、HBVのDNA合成を阻害する作用があるため、エンテカビルはウイルスの増殖を抑制します。

C型肝炎ウイルス（HCV）の治療薬として、その劇的な有効性が明らかにされているのがレジパスビル・ソホスブビル配合錠（商品名：ハーボニー）です。HCVの遺伝子はRNAです。レジパスビルはHCV複製複合体の働きを、ソホスブビルはRNA複製を行うRNAポリメラーゼの働きを、それぞれ阻害することで、体の中のHCVの増殖を効率よく抑えます。

チェックポイント阻害薬

チェックポイントとは「検問所」のことです。がん細胞は免疫細胞からの監視を受けている一方で、がん細胞が免疫の働きにブレーキをかけ、免疫細胞の攻撃から免《まぬが》れていることがわかってきました。たとえば、がん細胞はPD－L1というタンパク質を発現することで、免疫細胞（Tリンパ球）のPD－1と結合し、免疫の働きにブレーキをかけます。がん細胞が生体の中で生き抜くための「悪知恵」とでも言えましょう。

チェックポイント阻害薬は、このブレーキを解除することで、免疫細胞の働きを再び活性化して、がん細胞の増殖を抑えます。ニボルマブ（商品名：オプジーボ）は抗PD－1抗体で、がん細胞からのブレーキを働かなくします。このほかの抗PD－1抗体も開発中です。

もう一つのチェックポイント阻害薬は、抗CTLA－4抗体です。体の中で、樹状細胞（抗原提示細胞）はがん抗原をTリンパ球に提示します。Tリンパ球は、T細胞受容体を介してそのシグナルを受け取り、キラー細胞となります。しかし、同時に抗原提示細胞やがん細胞上のB7という分子が免疫細胞上のCTLA－4と結合すると、Tリンパ球の働きが抑制され、がん細胞を殺すことができなくなります。イピリムマブ（商品名：ヤーボイ）は抗CTLA－4抗体であり、CTLA－4とB7との結合を阻害することで、免疫細胞が活性化され、がん細胞を殺すことができるようになります。

今後、さらに多くのチェックポイント阻害薬が世の中に出てくるでしょう。

抗体医薬

抗体医薬については、すでに１４９頁でお話をしました。その高い有効性から、今後もさらに開発が進むでしょう。また、遺伝子構造が同じバイオシミラー（１７９頁参照）は、値段が安いだけでなく、バイオベター（既存のバイオ医薬品に改良を加えた薬）という言葉にみられるように、オリジナルよりも付加価値をつけた薬も開発されています。

デコイレセプター

サイトカインは、それに見合った受容体（レセプター）とだけ結合します。たとえば、ＴＮＦ（腫瘍壊死因子）にはＴＮＦαとＴＮＦβがありますが、いずれもＴＮＦ受容体とのみ結合します。このＴＮＦ受容体を可溶化した物質（可溶性ＴＮＦ受容体）はＴＮＦと結合するために、細胞表面のＴＮＦ受容体と結合するＴＮＦが減り、ＴＮＦの作用を弱めることができます。このように、可溶性ＴＮＦ受容体はおとりの役割をしてＴＮＦの働きを阻害するので、デコイ（おとり）レセプター（受容体）とも呼びます。

関節リウマチの薬として知られるエタネルセプト（商品名：エンブレル）がそのよい例です。可溶化したＴＮＦ受容体だけでは体内では壊れやすいので、免疫グロブリン（抗体）の定常部分を遺伝子工学的手法を用いて結合させたものがエタネルセプトです。関節リウマチの治療では、インフリキシマブ（商品名：レミケード）、トシリズマブ（商品名：アクテムラ）などの抗体医薬と並んで高い有効性を発揮することが知られています。

核酸医薬

核酸医薬も注目を集めています。細胞がタンパク質を合成するためにはメッセンジャーRNA（伝令RNA：RNAの一種）が必須です。核酸医薬は、このメッセンジャーRNAを標的として、目的とするタンパク質の合成を阻害します。アンチセンス、リボザイム、siRNA（small interfering RNA）、デコイ核酸、アプタマーなど、いろいろな核酸医薬があります。

特に小さなRNAがメッセンジャーRNAに結合して分解をする現象は「RNA干渉」と呼ばれ、創薬の分野でも応用が始まっています。ただし、RNAは、体の中では不安定で壊れやすいという問題点があります。

遺伝子治療

遺伝子治療とは、遺伝子自体が薬となる治療法です。すべてのタンパク質の設計図は、遺伝子上にあります。先天性免疫不全症などでは、特定の遺伝子変異によって特定のタンパク質が欠損して病気が起こります。このため、当該の遺伝子を「遺伝子導入」という方法で細胞内に入れ込み、目的とするタンパク質を作らせて治療に応用しようという試みが始まっています。

遺伝子を細胞内に導入する際の「運び屋」をベクターといいます。ベクターは、ウイルスベクターと非ウイルスベクターに大別されます。特に、ウイルスベクターは遺伝子導入効率がよいため、アデノウイルス、レトロウイルス、アデノ随伴ウイルスなどがベクターとして用いられます。これらのウイルスを遺伝的に改変して、増殖性や病原性をなくしたものを使います。

すでに、一部の先天性免疫不全症などでは有効性が証明されています。しかし、アデノウイルスベクターに対する免疫応答で死亡した例や、レトロウイルスベクターで白血病が誘発された失敗例もあり、まだ確立された治療法にはなっていません。

がんウイルス療法

がんウイルスとは、がんの形成に関与するウイルスです。子宮頸がんを起こすヒトパピローマウイルスなど、がんの原因になるものもありますが、がん細胞のみに感染して、増殖を抑えるものもあります。この場合には、がん細胞を死滅させることができ、このようなウイルスは腫瘍溶解性ウイルスとも呼ばれます。

このようながんウイルスをがん治療に応用しようとするのが、がんウイルス療法です。たとえば、単純ヘルペスウイルスI型の3つの遺伝子に遺伝子組換え技術を用いて人為的変異を起こすと、がん細胞の中だけで増殖し、感染した周りのがん細胞まで殺すことができるようになります。一方、正常の細胞にこのウイルスが感染しても、なんら影響を及ぼしません。この遺伝子組換えウイルスを難治性脳腫瘍に使う方法が現在、開発中ですが、有望な結果が得られつつあります。今後のさらなる発展が望まれる分野です。

細胞治療

細胞治療とは、生きた細胞を用いた治療法です。細胞治療は、すでに臍帯血《さいたいけつ》（へその緒に含まれる血液）を使った白血病の治療で用いられています。最近では、再生医療の分野などでも注目を集めています。網膜、神経、骨などを人工的に作り、組織や臓器を修復するのが再生医療です。これまでは、胚性幹細胞（ＥＳ細胞）が研究されてきましたが、昨今、注目されているのが人工多能性幹細胞（ｉＰＳ細胞）です。最近では、難病の病因・病態解析や、新薬の開発にも応用されています。ただし、均一の細胞を十分量作成するのが楽ではないこと、ｉＰＳ細胞は腫瘍を誘発する可能性があること、などが解決すべき問題です。

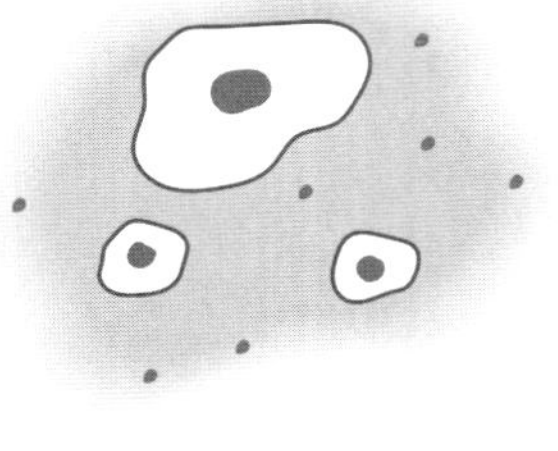

第9章

薬の値段はどのようにして決まるのか

1 薬の値段が決まるまで

医療用医薬品の価格を「薬価」と言います。薬価は国（厚生労働省）が決めており、全国一律の「公定価格」です。薬価は、国の医療保険制度から、病院や保険薬局に支払われるときの薬の価格ということもできます。

通常は、薬価の3割を患者が支払い、7割を保険者（保険組合）が支払います。ただし、月々の患者の自己負担が基準額を超える場合には、超えた分が保険者から払い戻される「高額療養費制度」があります（後述）。また、新しく発売される薬の薬価が決まることを「保険に収載される」とも言います。

それでは、薬の価格はどうやって決まっているのでしょうか？　新薬の薬価の決め方は、①類似薬効比較方式（類似薬がある場合）と、②原価計算方式（類似薬がない場合）に大別されます。

すでに類似の薬がある場合には、既存の類似薬の一日薬価（一日服用分の薬価）を基本とします。さらに、その新薬の画期性、有用性、市場性などを加算し、これに海外平均価格などを参考にして最終的な薬価が決まります。

新薬が、①まったく新しいアイデアで生まれ、②有用性または安全性が客観的かつ科学的に実証でき、③治療法の改善・進歩に著しく貢献した場合は、40％の画期性加算がつきます。このような薬は「画期的新薬」、または「ピカ新」とも呼ばれます。また、上記３つのうち２つ以上を満たせば、10％前後の有用性加算がつきます。

患者数の少ない病気の治療薬の場合には、製薬企業が開発をためらうため、これを支援する目的で数％の市場性加算がつきます。このため、一般に新薬は既存薬よりも高くなります。一方、新規性の少ない医薬品の場合には、過去数年間に販売された同効の医薬品の中でもっとも低い価格に合わせて設定されます。これは「ゾロ新」とも呼ばれます。

類似薬がない場合には、製薬企業が提示する原価、販売流通経費、営業利益などをもとに薬価が決定されます。その新薬がすでに海外で使われているときは、その平均価格による調整も行われます。このため、すでに海外で高い薬価がついている薬の場合には、当然のことながら日本でも高い薬価がつくことになります。

2 薬価の改定

薬価の改定は、現在のところ2年に一度の診療報酬改定に合わせて行われます。実際には、医療機関が問屋（医薬品卸売業）から購入する価格を調査し、この実勢価格に2％上乗せした価格まで引き下げるという方法を取ります。

医療機関が医薬品を購入する際に、問屋の「言い値」で買うことはまずありません。通常は問屋と交渉し、値引きをさせます。これが「実勢価格」です。

購入の際の値引き額が「薬価差益」と呼ばれていたものです。問屋はできるだけ決められた薬価で売ろうとしますが、昨今はどこの医療機関も経営難ですから、ここでせめぎ合いがあります。昔は、この「薬価差益」が医療機関の収入源で、これが患者に薬ばかり処方する「薬漬け」の元凶でもありました。しかし、これでは患者にとっては迷惑な話ですし、問屋が泣かなければなりませんので、今はそのようなことはみられなくなりました。

このほかにも薬価が引き下げられる場合があります。一つはその薬の後発薬（ジェネリック医薬品、１７５頁参照）が初めて出たときです。この場合、先発薬は６～８％の引き下げが行われます。

もう一つは、薬が予想外にヒットした場合です。特に薬価収載から10年以内で年間販売額が

150億円を超えるようなヒット薬の場合で、かつ当初想定された売り上げの2倍以上となった医薬品を対象にして薬価の再算定が行われます。最大で25％の薬価引き下げが行われます。これを「市場拡大再算定」と呼びます。

たとえば、2014年改定では、糖尿病の治療薬でDPP-4阻害薬とも言われるシタグリプチン（商品名：グラクティブ、ジャヌビア）、ビルダグリプチン（商品名：エクア）、アログリプチン（商品名：ネシーナ）、関節リウマチに対するインフリキシマブ（商品名：レミケード）、アダリムマブ（商品名：ヒュミラ）、ゴリムマブ（商品名：シンポニー）、セルトリズマブ（商品名：シムジア）などが市場拡大再算定の対象となりました。2016年はC型肝炎治療薬のダクラタスビル（商品名：ダクルインザ）、アスナプレビル（商品名：スンベプラ）、オムビタスビル・パリタプレビル・リトナビル配合剤（商品名：ヴィキラックス）などが対象薬となっています。

なお、2018年までは、薬価改定は1年おきですが、それ以降は毎年改定する方針のようです。

3 超高額の薬について

超高額の薬についても特別の制度があります。これは「特例拡大再算定」と呼ばれています。2016年の薬価制度改革で新設された制度です。

特例拡大再算定は、現行制度に加えて、年間販売額が1000～1500億円で予想売上高の1・5倍以上のものについては、薬価を最大25％引き下げ、年間販売額1500億円超で予想売上高の1・3倍以上では薬価を最大50％引き下げます。

2016年に対象となった品目の中で年間販売額が1500億円超だったのはC型肝炎治療薬のソホスブビル（商品名：ソバルディ）、レジパスビル・ソホスブビル配合剤（商品名：ハーボニー）、年間1000～1500億円だったのは抗凝固薬のクロピドグレル（商品名：プラビックス）、抗がん剤のベバシズマブ（商品名：アバスチン）です。

ソバルディは一錠6万1799円、ハーボニーは一錠8万171円もしました。いずれも治療に必要な3カ月間の内服で、薬剤費はなんと500万円を超えます。ただし、医療費助成があり、患者負担は最大で月2万円です。しかし、患者負担以外の残りの分を誰が負担しているかというと、それは国です。ですから、このような超高額な医薬品が出れば出るほど、国民総医療費は増加の一途をたどり、破綻への道を歩むのは必定です。ちなみに、今回の特例拡大再算定の結果、ソバルディは４万２２３９円、ハーボニーは５万４７９６円に薬価が下がりました。

ニボルマブ（商品名：オプジーボ）は我が国で開発された画期的な薬です。当初は、希少がんである「根治切除不能な悪性黒色腫」の治療薬として申請され、推定対象患者数が年間４７０人だったこともあり、２０１４年に超高額な薬価（１００mgで72万９８４９円）がつきました。しかし、その後「切除不能な進行・再発の非小細胞肺がん」にも適応が拡大されましたが、２０１６年の改定では薬価は据え置かれました。推定患者数は年間５万人です。

一人の患者がオプジーボを使うと、年間３５００万円かかるとされます（体重60キロの患者が年間26回使った場合です）。しかし、この場合にも高額療養費制度が適用されます。もしも、肺がん患者５万人がオプジーボを使ったとすれば、年間１兆７５００億円かかることになります。現在、日本の医療費は約40兆円、このうちの薬剤費は約10兆円とされていますので、オプジーボだけでそのうちの20％近くに相当することになってしまいます。これでは日本の保険財政はすぐに破綻してしまいます。このため、オプジーボに限っては、２０１８年度の次期薬価改定を待たずに、緊急的に２０１７年２月から薬価を50％引き下げることが中央社会保険医療協議会（中医協）で決まり、２月１日に実施されました。

さらに、この高額なオプジーボは、現時点では誰に効いて、誰に効かないかを見分けることができないという問題もあります。また、このような高い薬を使うガイドラインもまだできていません。諸外国では、薬の費用対効果をみる医療経済学的な検討がさかんに行われるようになっていますが、我が国ではまだ始まったばかりです。

4 古くからある「定番」の薬

長期収載品と呼ばれる薬があります。これは、特許が切れた先発医薬品で、すでにジェネリック医薬品が出ているものです。長期収載品では、長期間にわたって医療現場で使用されているだけに、有効性と安全性に関する十分な情報があり、一部の医師や患者がジェネリック医薬品よりも長期収載品を選ぶことは少なくありません。いわゆる「ブランド志向」です。しかし、これでは薬剤費の抑制にはつながりません。

このため、後発品収載から5年が経過してもジェネリックの数量シェアが20％未満の場合は、先発品の薬価を最大2％、40％未満では1・75％、60％未満では1・5％、それぞれ引き下げるルールがあります。業界ではZ2と呼んでいるルールです。長期収載品を徐々にジェネリック医薬品に置き換えていこうとする方策です。

一方、収載後15年経ってもジェネリックのない薬に対しては、「新薬創出・適応外薬解消等促進加算」という制度があります。通常、薬価は2年に一度見直しをされ、値下げされ、少しずつ薬価は下がっていきます。しかし、これでは製薬企業が新薬の開発に及び腰になってしまう可能性があるため、新薬や日本で適応が認められていない適応外薬の開発を促進する目的で、この加算が受けられるような配慮が製薬企業に対してなされています。

コラム 薬アラカルト④

高額療養費制度

健康保険法にもとづき、保険医療機関の窓口で支払う医療費を一定額にとどめる制度です。1カ月間に同一の医療機関でかかった自己負担額を合算し、自己負担限度額を超えた分については保険者（保険組合）から支給されます。自己負担額は、年齢と収入によって変わります。たとえば、70歳未満で収入が月額50万円以下の場合の自己負担限度額は、4万4400円となります。ただし、部屋代などの特別料金は保険外ですので、対象外となります。

未承認薬・適応外薬

欧米では承認されているけれど、我が国では承認されていない薬があります。これが「未承認薬」です。また、適応疾患ではないものに使用されている薬は「適応外薬」と呼ばれます。

難病に対する薬は市場が小さく、治験（125頁参照）にはお金も時間もかかるため、企業は開発に興味を示しません。しかし、2010年から「医療上の必要性の高い未承認薬、適応外薬の検討会議」が作られ、このような薬について製薬企業に治験あるいは公知申請を勧める方策がとられています。まず、関連の学会からの申請を受けて、検討会議でその必要性について審議をする仕組みです。

公知申請とは、外国で承認されており、使用実績のある医薬品の場合には、科学的根拠に基づいて公知であると認められ、治験を実施することなしに効能または効果の承認が行われる制度です。日本で承認されていない薬や、適応外で使用されている薬をなくそうとすることが目的です。

オーファン・ドラッグ

希少疾病《きしょうしっぺい》医薬品とも言われます。原因が不明で治療法も確立されていない病気を難病と言いますが、この場合の治療薬を開発するのはむずかしく、患者数も少ないので、製薬企業は創薬を敬遠しがちです。しかし、オーファン・ドラッグに指定されると、研究開発のための助成金が交付されたり、ほかの薬に率先して優先的に承認審査が行われる、などの優遇措置があります。なお、オーファンとは「孤児」を意味する英語です。

オーファン・ドラッグに指定されるための条件は、①患者数が5万人以下であること、②難病など治療が難しい病気であること、③医療上の必要性が高いこと、④ほかに代わる適切な薬がないこと、⑤すでにある薬と比較して非常に高い有効性または安全性のあること、などがあります。

●医薬品の再評価制度

一度、発売された医薬品でも、長い年月が経てば、その間にもっと有効性や安全性の高い薬が発売されることも少なくありません。現在、すべての医薬品が再評価の対象となっています。現在の評価基準で有用性が認められない場合には、承認の取消や効能・効果の削除あるいは修正となることもあります。

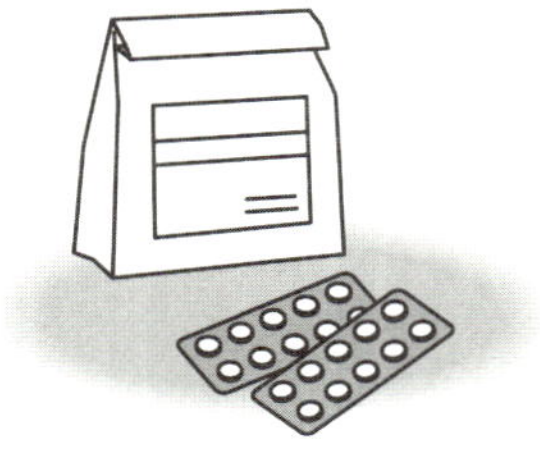

第10章

ジェネリック医薬品とは

1 新薬の特許の話

新薬には特許があります。特許期間は、特許庁に特許出願をした日から20年間です。さらに、医薬品の場合には、研究開発に長い年月がかかるため、治験（125頁参照）に要した期間と承認審査に要した期間が「特許期間の延長」の対象となり、最長で5年間延長されます。このため、医薬品の特許期間は、最長25年ということになります。

ただ、医薬品を創り出すためには、長い年月（少なくとも10年前後）と高額の開発費用（一つの薬で300億円とも言われています）がかかるため、開発企業は特許権をもち、自社が開発した医薬品を独占販売することによって、投下した資本の回収を行うとともに、次の新規医薬品の研究開発費を得ようとします。

しかし、通常は治験を行う前の段階で特許の出願を行うため、実際に製薬会社が新薬を独占販売できる期間（実質特許有効期間）は10年前後にすぎないことになります。このため、製薬会社はこの間にできるだけ自社製品を売ろうと、強力なセールス活動を展開することになります。

2 特許切れ後〜ジェネリック医薬品発売までの流れ

ジェネリック医薬品とは、医薬品の有効成分そのものに対する特許（物質特許）が切れた後に、他の製薬会社が同じ有効成分を用いて製造・供給する医薬品のことです。

医薬品は、商品名のほかに有効成分を示す一般名（generic name）をもっています。たとえば、糖尿病治療薬のエクアは商品名で、一般名はビルダグリプチンと言います。一般名は万国共通の名称で、世界保健機関（WHO）に登録されています。欧米では、後発医薬品の処方が一般名で行われることから、我が国でもジェネリック医薬品と呼ばれるようになりました。

ジェネリック医薬品は、後発医薬品とも呼ばれます。また、先発医薬品の特許が期限切れになったとたんに、多くのメーカーから後発医薬品がゾロゾロと出てくることから、業界の一部では「ゾロ」とも呼ばれています。

医療費がどんどん高騰する現状では、医薬品購入に関する費用は無視できません。一説には、医療費の約20％を医薬品が占めていると言われています。ジェネリック医薬品は、その有効成分に関する有効性と安全性がすでに確認されているために開発経費は安く（開発期間は3〜5年前後、開発費用は1億円前後）、しかも薬剤の情報提供などに関する販売促進費も安くて済みます。このため、薬価は先発医薬品の3〜6割程度と安くなり、患者負担のみならず、医療保険財政の改善にも役に立ちます。

しかし、当初、我が国ではジェネリック医薬品のシェアは低く、これには国民や医師の「ブランド志向」によるところも少なくありませんでした。このため、医療費軽減の目的で、厚生労働省はジェネリック医薬品の普及を進めるように主導しています。目標としては、平成30年3月までにジェネリック医薬品のシェアを70〜80％にしようとしています。

現在は、医師の特別の指示がないかぎり、患者が希望すれば、薬局でジェネリック医薬品に変更することができるようになっています。ただし、医師がジェネリック医薬品への変更に差支えがあると判断した場合には、変更することはできません。また、ジェネリック医薬品が存在する医薬品について、一般名で処方をした場合には、医療機関が一般名処方加算を取れるようにしています。できるだけジェネリック医薬品に切り替えたいというのが、国や厚労省の意向です。

しかし、ジェネリック医薬品メーカーは中小企業のことも少なくなく、医薬品の安定供給に問題がある場合があります。また、添加物や製造法が先発医薬品と完全には同じではないことから、マスコミ、薬剤師や医師の一部には有効性と安全性の面でジェネリック医薬品は必ずしも信頼できないとする声も残っています。しかし、後から述べるように、ジェネリック医薬品が先発医薬品と同様の品質であることを確認するための試験が行われています。

私自身も臨床の現場では、できるかぎりジェネリック医薬品に切り替えるようにしています。その方が、患者に過大な経済的負担がかからず、先発医薬品と同等の有効性と安全性が得られると信じているからです。

一方、インドなどでは、国内法で特許の対象となっていない医薬品がジェネリックとして大量に生産され、アフリカなどの経済的に貧しい国で使用されています。たとえば、エイズはアフリカ各国で蔓延していますが、欧米の特許が切れていないエイズ治療薬は高額なため、ジェネリック医薬品が使用されています。

中国では、特許の仕組みがうまく働いていないこともあり、外国の特許が切れていない薬でもジェネリック医薬品として大量に生産されています。たとえば、痛風の治療薬のフェブキソスタット（商品名：フェブリク）や関節リウマチに対するエタネルセプト（商品名：エンブレル）がその例です。中国ではいろいろな分野で無断でコピー商品が横行していますが、医薬品も同じ傾向が否めません。

このような問題は、欧米など先発医薬品を開発した製薬会社の利益をおびやかすため、国際的な問題になっています。一方、アフリカなどの国に安い薬を提供することは人道的にも必要なため、国連は開発途上国に必須の医薬品を安価に提供するための方策を考えるべきと提唱しています。

3 「先発品と同じ効果」はどのように判定するのか

ジェネリック医薬品を製造するためには、厚生労働省に申請して製造販売承認を取得することが必要です。すでに先発医薬品で有効性と安全性が確認されているため、ジェネリック医薬品の場合には安定性試験と生物学的同等性試験をパスすれば、製造販売承認が下りることになります。

安定性試験とは、温度、湿度、光などのさまざまな環境要因の影響の下で、医薬品の品質の経時的変化を評価する試験です。

生物学的同等性試験では、健常人に先発品または後発品を投与し、両薬剤の血中濃度の推移に差がないことを確認することが中心になります。差がなければ「両剤は生物学的に同等である」とされます。実際には、10～20名程度の健常人に双方の薬剤を投与して、一定時間ごとに血液を採取し、その中の薬の濃度を経時的に調べて、両群の間に統計学的な有意差がないかどうかを調べます。ただし、薬の有効成分が完全に溶解している注射薬は血中濃度の推移に差がないため、この試験の対象にはなっていません。

ときどき、「ジェネリック医薬品に切り替えたら薬が効かなくなった」という話を聞きます。しかし、いわゆるプラセボ効果（134頁参照）のような心理的要因も大きく作用しているようです。また、ジェネリック医薬品の信頼に対する懸念を払拭するための検査は、国立医薬品食品衛生研究所で行われています。

4 バイオシミラーとは

バイオシミラーとは、先発医薬品の特許が切れた後に発売されるバイオ医薬品のことを指します。シミラーとは「似ている」という意味です。バイオ後続品とも言われます。

バイオ医薬品とは、DNA組換え技術を用いて作られる医薬品を指す言葉です。DNA組換え技術により人為的に作成した遺伝子を特定の細胞に導入し、その細胞が作るタンパク質を薬にしたものがバイオ医薬品です。

バイオ医薬品の後発品を作ろうとしましょう。しかし、遺伝子を導入する細胞はこの世に一つしかないため、全く同じものを用意することができません。同じ遺伝子が導入されても、できてくるタンパク質の一次構造では同じでも、糖鎖などが異なるために三次構造（立体構造）は違います。したがって、バイオシミラーは先発医薬品とは「似て非なる」もので、あくまで類似品に過ぎません。この点では、ジェネリック医薬品とは異なります。

このように、バイオシミラーはジェネリック医薬品とは違うために、新薬を開発するときに準ずる試験が必要になります。具体的には、対照とする先発バイオ医薬品との類似性をみるために、厳しい同等性・同質性試験が行われます。その結果、もしも「高い類似性」が証明されれば、非臨床試験（動物による試験）および治験（ヒトによる臨床試験）はかなり簡略化されます（124頁参照）。

また、バイオシミラーはタンパク質であるために、人に注射すれば免疫反応を起こすことがあります。これを「免疫原性」と言います。過剰な免疫反応が起こった場合には、バイオ医薬品自体の有効性が落ちますし、人体にとっては危険です。したがって、免疫原性の有無も開発段階では厳重にチェックされます。

バイオシミラーが臨床応用されている例としては、ホルモン、サイトカイン、抗体などの分野です（**表1**）。具体的には、小人症に対するヒト成長ホルモン、糖尿病に対するインスリン、赤血球を増やすエリスロポエチン、白血球を増やすＧ－ＣＳＦ（顆粒球コロニー刺激因子）などがあります。また、関節リウマチの治療は生物学的製剤の導入によってパラダイムシフトとも呼ばれる大きな変化を迎えましたが、ヒト抗ＴＮＦαモノクローナル抗体であるインフリキシマブ（商品名：レミケード）のバイオシミラーが使われるようになりました。抗がん剤のトラスツズマブ（商品名：ハーセプチン）も近いうちにバイオシミラーが出るでしょう。

承認年	先行品
2009	ジェノトロピン
2010	エスポー
2012	グラン
2013	グラン
2014	グラン
2014	レミケード
2014	ランタス
2016	ランタス

表1　保険収載されている主なバイオシミラー

一般名	商品名	効能・効果	メーカー
ソマトロピン （遺伝子組換え）	ソマトロピンBS皮下注 「サンド」	成長ホルモン作用	サンド
エポエチンカッパ （遺伝子組換え） ［エポエチンアルファ後続1］	エポエチンアルファBS注 「JCR」	赤血球を増やす	JCRファーマ
フィルグラスチム （遺伝子組換え） ［フィルグラスチム後続1］	フィルグラスチムBS注 「モチダ」 フィルグラスチムBS注 「F」	白血球を増やす	持田製薬 富士製薬工業
フィルグラスチム （遺伝子組換え） ［フィルグラスチム後続2］	フィルグラスチムBS注 「NK」 フィルグラスチムBS注 「テバ」	白血球を増やす	日本化薬 武田テバファーマ
フィルグラスチム （遺伝子組換え） ［フィルグラスチム後続3］	フィルグラスチムBS注 「サンド」	白血球を増やす	サンド
インフリキシマブ （遺伝子組換え） ［インフリキシマブ後続1］	インフリキシマブBS 点滴静注用 「NK」	TNF阻害作用	日本化薬
インスリングラルギン （遺伝子組換え） ［インスリングラルギン 後続1］	インスリン グラルギンBS注 「リリー」	血糖降下作用	日本イーライリリー
インスリングラルギン （遺伝子組換え） ［インスリングラルギン 後続2］	インスリン グラルギンBS注 「FFP」	血糖降下作用	富士フイルムファーマ

（2017年3月現在）
＊バイオシミラー（バイオ後続品）の一般名の末尾には角括弧書きで［○○○○後続1…］と追加する。
＊商品名にあるBSはバイオシミラーのこと。

バイオシミラーの最大の利点は、先発バイオ医薬品に比べて薬の値段が安いことです。このため、今後はさらにバイオシミラーの臨床応用が目指されることと思います。

通常のジェネリックより多額の費用を要するバイオシミラー

先発バイオ医薬品を創るためには、300億円とも言われる開発費用がかかります。さらに、発売後も安全性の検証が必要になります。バイオシミラーについても、DNA組換え技術と呼ばれるハイテクを駆使するために、50~100億円の開発費用がかかります。ジェネリック医薬品は前述したように1億円前後ですから、同じ後発品でも天と地の違いがあります。開発期間については、ジェネリック医薬品では3~5年前後ですが、バイオシミラーでは5年程度はかかります。また、同等性・同質性検査などでも厳しい基準があります。さらに、バイオシミラーは、新薬と同じように発売後も安全性について調査をしなくてはなりません。

このため、バイオシミラーを製造販売する製薬企業は、それなりの「体力」がなくてはなりません。中小メーカーでもジェネリック医薬品を製造販売することは可能ですが、バイオシミラーともなると、ある程度の規模が必要となります。

5 オーソライズド・ジェネリック

先発医薬品と同じ原薬や添加剤を使い、同じ方法で製造されるジェネリック医薬品をオーソライズド・ジェネリックと呼びます。

この場合には、先発医薬品とまったく同じものであり、前もって先発メーカーとジェネリックメーカーがオーソライズド・ジェネリックの契約を結ぶことで、先発医薬品の特許切れを待たずに競合他社に先行して発売できるという利点があります。新薬と全く同じジェネリック医薬品を先行して販売し、この間にシェアを拡大しておこうというもくろみです。この場合には、特許切れの半年前から独占販売が可能です。我が国では、すでに抗アレルギー薬のフェキソフェナジンなどの例があります。先発医薬品の商品名はアレグラで、オーソライズド・ジェネリックはフェキソフェナジン塩酸塩の名称で多くのメーカーから発売されています。

さらに、バイオシミラーの分野でも、今後、同じようにオーソライズド・バイオシミラーが出てくる可能性も十分にあります。

コラム　薬アラカルト⑤

●バイオベター

バイオシミラーから出た言葉です。バイオシミラーをさらに改良して使いやすく工夫を加えたという意味です。

たとえば、腎臓が悪い場合に起こる貧血に対してはエリスロポエチン製剤（商品名：エスポー、エポジン）が有効です。しかし、血中半減期が短いために、効果を得るには週2～3回の注射が必要でした。この半減期を長くして、週1回投与にしたのがダルベポエチンアルファ（商品名：ネスプ）です。さらに、エポエチンベータ・ペゴル（商品名：ミルセラ）は2～4週間に一度の投与と、さらに投与間隔がのびています。

●ブロックバスター

従来の治療体系をくつがえす有効性を示し、製薬企業に大きな利益をもたらす新薬のことです。一つの薬剤で年商10億ドル（約1000億円）を超える薬剤に対して用いられます（**表2**）。

抗リウマチ薬のヒュミラは、2012～2015年の4年連続で世界ランキング第1位のブロックバスターです。C型肝炎治療薬のハーボニーは販売開始1年目で第2位に入りました。ちなみに日本で開発されたブロックバスターは2015年には7品目あり、第1位は統合失調症治療薬のアリピプラゾール（商品名：エビリファイ）で約2871億円、世界ランキングは25位となっています。

●パテント・クリフ

「特許の壁」という意味です。先発医薬品の特許が切れてしまうと、ジェネリック医薬品がどんどん出てきて、先発医薬品の売り上げが激減することになります。特に2015年、2016年は、前述のブロックバスターの特許切れが連続して起こりました。これをパテント・クリフと呼び、大手製薬企業の間では大問題になりました。

表2　ブロックバスターランキング（2015年）

2015年順位	製品名（一般名）	薬効分類	会社名（国籍）	2015年売上高（単位:百万米ドル）
1	ヒュミラ（アダリムマブ）	抗リウマチ薬	アボット（アメリカ）	14,012
2	ハーボニー（ソホスブビル+レジパスビルアセトン付加物）	C型肝炎治療薬	ギリアド・サイエンシズ（アメリカ）	13,864
3	エンブレル（エタネルセプト）	抗リウマチ薬	アムジェン／ファイザー（アメリカ）	8,697
4	レミケード（インフリキシマブ）	抗リウマチ薬／クローン病薬	ヤンセン／メルク（アメリカ）	8,355
5	リツキサン（リツキシマブ）	抗悪性腫瘍薬	ロシュ（スイス）	7,321
6	ランタス（インスリングラルギン）	インスリン製剤	サノフィ（フランス）	7,090
7	アバスチン（ベバシズマブ）	抗悪性腫瘍薬	ロシュ（スイス）	6,945
8	ハーセプチン（トラスツズマブ）	抗悪性腫瘍薬	ロシュ（スイス）	6,794
9	プレベナー13（肺炎球菌ワクチン）	小児肺炎球菌ワクチン	ファイザー（アメリカ）	4,464
10	レブラミド（レナリドミド）	抗悪性腫瘍薬	セルジーン（アメリカ）	5,801

ミクス医薬ランキングより作成

２０１５年は高血圧治療薬のバルサルタン（商品名：ディオバン）、カンデサルタン（商品名：ブロプレス）、統合失調症治療薬のアリピプラゾール（商品名：エビリファイ）、前立腺障害治療薬のリュープロレリン（商品名：リュープリン、肺がん治療薬のゲフィチニブ（商品名：イレッサ）が、それぞれ特許切れとなりました。

２０１６年は脳血管障害治療薬のクロピドグレル（商品名：プラビックス）、慢性骨髄性白血病治療薬のイマチニブ（商品名：グリベック）、うつ病治療薬のセルトラリン（商品名：ジェイゾロフト）、抗がん剤のテガフール・ギメラシル・オテラシルカリウム配合剤（商品名：ティーエスワン）、高血圧治療薬のオルメサルタン（商品名：オルメテック）と大型新薬が続々と特許切れを迎えました。これらのジェネリック医薬品が次々と発売されつつあります。

第11章

「薬害《やくがい》」の歴史、薬の副作用救済システム

1 過去の薬害に学ぶべきこと

「薬害」というのは日本独特の用語です。「薬害」という言葉は、社会の制度的欠陥によって起こったために、医薬品による被害者の発生をくい止められなかったばかりか、システムエラーによって被害者が増加してしまったという反省に基づいています。本来はあってはならないことです。

しかし、「薬害」の歴史を学ぶことで、薬の開発や審査、安全性の監視など、一連の流れにおける問題点を理解することができます。それとともに、今後の再発を防止することが、医師、製薬企業、さらには規制当局（国）の患者に対する責務であることを痛感させられます。

サリドマイド事件

サリドマイド（当時の商品名：イソミン）は、睡眠薬として西ドイツ（当時）の製薬企業が開発し、製造販売をした薬です。我が国では1958年に発売が開始されました。

しかし、1961年に西ドイツのレンツ博士が「奇形をもって生まれた子供の母親の多くがサリドマイドを服用している」という疫学調査結果を報告しました。いわゆる、アザラシ肢症（サリドマイド胎芽症）です。その10日後にはヨーロッパ各国で製造販売が中止され、回収が始まりました。しかし、当時の厚生省は、「レンツ博士の警告には科学的根拠がない」という見解を出したために、我が国ではサリドマイドの発売はその後も継続されてしまいました。

その後、マスコミ報道などによって問題が拡大し、1962年9月になってようやく薬の販売中止と回収が発表されました。最終的に、西ドイツで3029例の報告がみられたのですが、日本でも309例の発症が確認されました。我が国での発売中止がすみやかに行われていれば、このような数の被害者を出すことはなかったものと思われます。被害者は、国（厚生省）と製薬企業を相手に提訴し、1974年に和解が成立しました。この事件を契機にして、我が国の医薬品副作用情報収集体制の整備が始まりました。

スモン病事件

1960年代後半になり、下痢や腹痛が続いた後に、両足のしびれや脱力などの神経障害、さらには視力障害を起こす患者が我が国に多発しました。病名の頭文字をとってスモン(SMON; subacute myelo-optico neuropathy)病と名づけられました。また、疫学調査によって、このような患者は1955年頃からみられるようになっていることもわかりました。

当初は原因不明の奇病とされていましたが、ウイルス説や公害説もありました。しかし、患者の舌や尿、便などが緑色になることから研究が進められた結果、緑色の物質はキノホルムであることが判明しました。下痢や腹痛の症状に対して整腸剤であるキノホルムを服用していたことが疫学調査でも確認され、ようやく1970年にキノホルムの発売が中止されました。

以後、同様の症状を訴える患者はピタリといなくなりました。原因がわかるまでに15年以上を要し、この間に約1万1000人の患者が発生したために、国と製薬企業を相手取って訴訟が起こりました。最終的に、1979年にスモンの原因究明と患者の恒久対策を条件に和解が成立しました。このスモン病事件をきっかけにして、1979年に「医薬品副作用被害救済基金」が設立され、スモン病に対する健康被害救済が始まりました。

キノホルムは、1920年代から諸外国で使われていました。しかし、1935年にアルゼンチンで神経障害を有する患者が出たために、我が国でも劇薬に指定されました。ところが、当時、軍隊で下痢が多く、整腸剤を投与する必要性があったこともあり、劇薬指定が取り消されてしまいました。

しかも、第二次世界大戦後の混乱時に、厚生省の薬事審議会は内外の薬局方に収載されていた医薬品を一括承認したのですが、ここにはキノホルムも含まれていました。このため、我が国でキノホルムが処方される機会が増え、投与量も増加したことから、スモン病の発生につながったと考えられています。要するに、キノホルムでは治験（125頁参照）が行われていなかったのです。

薬害エイズ事件

エイズは後天性免疫不全症候群とも呼ばれ、ＨＩＶ（ヒト免疫不全ウイルス）が原因です。ところが、アメリカでＨＩＶに感染した人が献血（売血）したために、その血液から作った血液製剤を使った血友病の患者がエイズになってしまいました。１９８０年代のことです。血液製剤を加熱していなかったために、混入したＨＩＶが死ななかったのです。このため、我が国で非加熱血液製剤を使った血友病患者の約４割にあたる１８００人がエイズになり、６００人以上が死亡したとされています。

１９８５年に世界保健機関（ＷＨＯ）は加熱血液製剤の使用を勧告し、同年末には我が国でも同様の措置が取られた結果、血液製剤による患者の発生はなくなりました。これを契機に、いわゆる生物由来の薬（生物学的製剤）の安全性に対する懸念、副作用のモニター体制などが見直され、「医薬品医療機器総合機構法」が制定されることになりました。

フィブリノゲン製剤事件

外傷、手術、分娩時に用いられたフィブリノゲン製剤、血液凝固因子製剤などによってＣ型肝炎が多発した事件です。これらの血液製剤は、輸入あるいは国内売血より製造されており、その中にＣ型肝炎ウイルスが混入していたものと思われます。

日本でフィブリノゲン製剤が承認されたのは１９７７年ですが、その翌年にアメリカ食品医薬品局（ＦＤＡ）は、Ｂ型肝炎が発生する危険性や本剤の有効性が低いことなどを理由に承認を取り消していました。しかし、我が国では規制当局にはその情報が伝わっておらず、１９８７年に青森県でフィブリノゲン製剤を投与された患者にＣ型肝炎が多発したのを契機に、ようやく製品の自主回収が行われました。

このように適切な方策を取るのが遅れたこともあり、推定投与患者数は約30万人、うち1万人以上がC型肝炎に感染したと推定されています。2008年に「C型肝炎救済特別措置法」が施行され、これらの患者は一律に救済が行われることになりました。

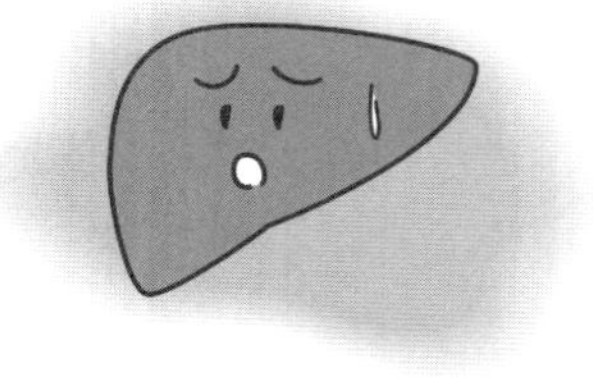

2 副作用被害の救済制度とは

「医薬品副作用被害救済制度」は1980年にできました。また、2004年には「生物由来製品感染等被害救済制度」ができました。いずれも、すでに述べた我が国における「薬害」が創設の契機になっています。

副作用救済の目的で給付の対象となるのは、昭和55年5月1日以降で、医薬品を適正に使用したにもかかわらず発生した副作用による疾病、障害及び死亡です。医薬品の添付文書に明記されている適応疾患ではなかったり、用法や用量を守らなかったりした場合には、対象とはみなされません。また、抗がん剤や免疫抑制剤などは、対象除外医薬品となっています。

給付は、まず健康被害を受けた本人または家族が、決められた請求書に診断書などの必要な書類を添えて、医薬品医療機器総合機構（PMDA）に請求をします。すると、PMDAは専門家の意見を聞きながら事実関係の調査を行い、厚生労働大臣に判定の申出を行います。最終的には、PMDAから患者に支給の可否が通知されます（**図1**）。

救済の給付は、①医療費、②医療手当、③障害年金、④障害児養育年金、⑤遺族年金、⑥遺族一時金、⑦葬祭料、の7種類です。請求期限は、医療費や遺族年金などは5年以内ですが、くわしいことは下記を参照してください。

http://www.pmda.go.jp/kenkouhigai_camp/index.html

また、相談窓口もあるので、必要に応じて利用するとよいでしょう。

〔独立行政法人医薬品医療機器総合機構　救済制度相談窓口〕

電話番号：0120－149－931

受付時間：月～金（祝日・年末年始を除く）午前9時～午後5時

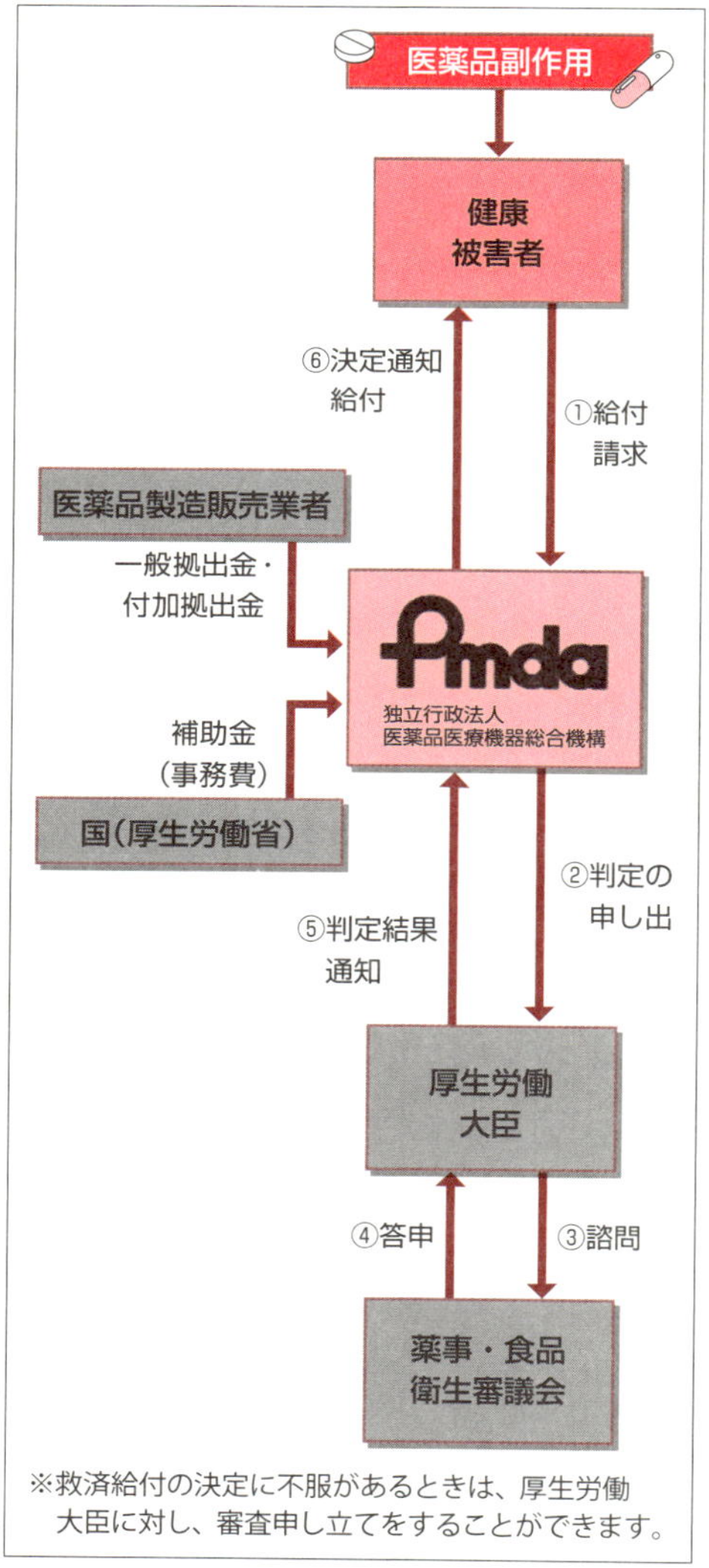

図1　PMDAによる副作用救済制度の概略

■著者略歴

宮坂　信之（みやさか・のぶゆき）

東京医科歯科大学名誉教授。1947年生。専門は膠原病内科学・臨床免疫学。1973年東京医科歯科大学医学部卒。東京女子医科大学リウマチ痛風センター助教授、東京医科歯科大学難治疾患研究所教授、同大学第一内科教授、大学院膠原病・リウマチ内科学教授、医学部附属病院長を経て現職。また厚生省自己免疫疾患調査研究班班長、日本リウマチ学会理事長等を歴任。日本学術会議会員、医薬品医療機器総合機構（PMDA）専門委員、AMED難病克服プロジェクトプログラムオフィサー、日本リウマチ研究所代表理事。日本リウマチ学会賞・日本ノバルティスリウマチ賞・日本リウマチ友の会賞等受賞。

薬はリスク？

薬を正しく知るために

平成29年4月25日　第1刷発行

著　　者　宮坂 信之
発 行 者　東島 俊一
発 行 所　株式会社 **法 研**
東京都中央区銀座1-10-1（〒104-8104）
販売03（3562）7671／編集03（3562）7674
http://www.sociohealth.co.jp
印刷・製本　研友社印刷株式会社　0102

ISBN978-4-86513-389-9 C0077 定価はカバーに表示してあります。